"十四五"国家重点图书出版规划项目

儿童青少年营养健康科普丛书

培养健康生活方式

U0257596

"十四五"国家重点图书出版规划项目

儿童青少年营养健康科普丛书

培养健康生活方式

中国学生营养与健康促进会　编写

丛书主编　陈永祥
分册主编　马迎华

北京大学医学出版社

PEIYANG JIANKANG SHENGHUO FANGSHI

图书在版编目（CIP）数据

培养健康生活方式 / 马迎华主编 . —北京：北京
大学医学出版社，2023.3
（儿童青少年营养健康科普丛书 / 陈永祥主编）
ISBN 978-7-5659-2821-5

Ⅰ.①培…　Ⅱ.①马…　Ⅲ.①生活方式－关系－健康
－儿童读物 ②生活方式－关系－健康－青少年读物　Ⅳ.
① R163-49

中国版本图书馆 CIP 数据核字（2023）第 013366 号

培养健康生活方式

丛书主编：陈永祥
分册主编：马迎华
出版发行：北京大学医学出版社
地　　址：（100191）北京市海淀区学院路 38 号　北京大学医学部院内
电　　话：发行部 010-82802230；图书邮购 010-82802495
网　　址：http://www.pumpress.com.cn
E-mail： booksale@bjmu.edu.cn
印　　刷：北京信彩瑞禾印刷厂
经　　销：新华书店
策划编辑：陈　奋
责任编辑：袁朝阳　何渼波　**责任校对：**靳新强　**责任印制：**李　啸
开　　本：880 mm×1230 mm　1/32　**印张：**7.25　**字数：**180 千字
版　　次：2023 年 3 月第 1 版　2023 年 3 月第 1 次印刷
书　　号：ISBN 978-7-5659-2821-5
定　　价：45.00 元

丛书编审委员会

主任委员　陈永祥

委　　员　（以姓名汉语拼音为序）

蔡秀军　陈巧燕　窦志勇　洪　平　李　宁

廖文科　刘爱玲　刘风科　刘永胜　马　军

马迎华　孟文瑞　钱秋谨　史　龙　宋　逸

王小宏　徐　娇　杨　芸　张　倩

秘　　书　杨　博　代　港　付　佳

编者名单

丛书主编 陈永祥　中国学生营养与健康促进会

分册主审 马　军　北京大学

分册主编 马迎华　北京大学

分册副主编 焦　锋　昆明医科大学

　　　　　　　黄丽娟　人民教育出版社有限公司

编　委（以姓名汉语拼音为序）

　　　　　韩　敬　北京大学口腔医院

　　　　　黄丽娟　人民教育出版社有限公司

　　　　　黄晓玲　四川省绵阳实验高级中学

　　　　　贾碧波　北京大学

　　　　　焦　锋　昆明医科大学

　　　　　李　慧　北京市大兴区疾病预防控制中心

　　　　　李远骋　北京大学

　　　　　马迎华　北京大学

　　　　　宁英红　沈阳师范大学

　　　　　申慧杰　昆明医科大学

　　　　　汪　培　北京大学

　　　　　武　韬　首都医科大学附属北京同仁医院

　　　　　于　洁　首都医科大学附属北京同仁医院

　　　　　赵瑞兰　北京市顺义区疾病预防控制中心

　　　　　朱桂因　北京大学

　　　　　庄丽丽　北京市东城区青少年健康中心

丛书序

    少年强则国强。儿童青少年的身心健康不仅关系着一个家庭的幸福和美，更是国家富强、民族振兴的重要标志；不仅是每一位家长的殷切期盼，更是全国各族人民的共同愿望！

    2016 年，《"健康中国 2030"规划纲要》指出，要以"健康优先"为原则，"把健康摆在优先发展的战略地位"。2019年，《健康中国行动（2019—2030 年）》将健康知识普及、合理膳食、全面健身、心理健康等列为"重大行动"。2021 年 6月，国家卫生健康委员会、教育部等四部门联合印发《营养与健康学校建设指南》，提出要建立健全健康教育制度，将食品安全、合理膳食、科学运动、心理健康等纳入健康教育教学内容。同年 9 月，教育部等五部门联合印发《关于全面加强和改进新时代学校卫生与健康教育工作的意见》，再次强调"坚持健康第一"的基本原则，提出了"养成健康行为习惯""保障食品营养健康""增加体育锻炼时间""强化心理健康教育"等具体任务。

    中国学生营养与健康促进会于 1989 年成立，是从事学生营养与健康事业的全国性、专业性、非营利性的国家一级社团组织，以促进中国学生营养与健康为使命，积极倡导和营造全方位的学生营养与健康氛围，承担着组织"5·20"中国学生营养日活动、编写《中国儿童青少年营养与健康指导指南》、普及推广"营养与健康示范学校"建设等宣传教育及学术交流活动。

丛书序

《儿童青少年营养健康科普丛书》是由中国学生营养与健康促进会编写的面向广大儿童青少年及其父母、老师的健康教育读物，目的是帮助儿童青少年培养健康生活方式，养成合理膳食、科学锻炼、健康作息的习惯，保持心理健康，快乐成长，从而为全民健康奠定基础。

丛书共五册，涵盖了健康生活方式、肥胖预防、科学运动、合理膳食、心理健康五个领域，不同分册各有侧重、相互呼应。《培养健康生活方式》分册从健康生活方式着手，旨在帮助儿童青少年养成健康生活习惯；《拒绝肥胖 轻松成长》分册从提供科学、有效和实用的肥胖防控相关知识着手，旨在帮助家长科学养育；《科学运动 强健体质》分册从青少年生长发育关键时期的运动需求以及营养需求着手，旨在指导儿童青少年享受运动、坚持锻炼；《合理营养 健康成长》分册从科学的营养健康知识和技能着手，旨在帮助家长为儿童青少年搭配营养充足、均衡且适宜的食物，促进长期健康；《关注心理 阳光成长》分册从儿童青少年常见的发育、情绪、行为障碍等方面入手，帮助家长做好必要的预防、发现、干预和治疗工作。

在此，对所有关心儿童青少年健康并为本丛书付出劳动、倾注心血的专家深表感谢，希望本丛书为儿童青少年的健康、快乐成长带来有效、便捷的帮助，也衷心祝愿每一个家庭安康美满、我们的国家昌明繁盛！由于时间和水平所限，本丛书难免有不足之处，敬请读者批评指正！

中国学生营养与健康促进会　会长

2023 年 1 月

当一个小小婴儿诞生，为人父母者在倍感喜悦之时，无不衷心希望孩子平安健康，并竭尽所能为孩子的成长保驾护航。生活方式对健康的影响最大，也最为可控。培养儿童青少年健康的生活方式与习惯，对其生长发育、健康成长以及享有成年期的健康至关重要。

常言道，一千个人眼中有一千个哈姆雷特。其实，一千个人也有一千种生活方式。有人早睡早起，有人熬更守夜；有人三餐规律，有人暴饮暴食；有人每天积极锻炼，有人终日坐卧不动；有人注意卫生四勤，有人却是脏乱邋遢。不同的生活方式不仅关系到人们的生活质量和感受，还会直接影响到人们的健康状况。

儿童青少年不仅处于生长发育的高峰期，也处于塑造行为习惯与价值观念的关键阶段。我国近年发布的《儿童青少年肥胖防控实施方案》《儿童青少年近视防控光明行动工作方案（2021—2025年）》《营养与健康学校建设指南》等一系列文件，非常重视培养儿童青少年的日常生活方式与行为习惯。作为孩子的第一任老师，父母和儿童青少年接触最多，和他们最亲近，影响也最大。父母日常的培养在很大程度上直接决定了儿童青少年的生活方式与习惯，也决定了他们当前以及未来的健康状态。

本书汇集众多儿童青少年卫生学学者、健康教育教学研究人员、临床医生、学校卫生实践者和一线教师等的智慧与经验，遵循我国中小学生身心发育发展规律，结合中小学生的生活与学习实际，并参照最新研究成果编著而成，旨在帮助父母培养儿童青

前言

少年的健康生活方式，促进儿童青少年健康成长。

　　本书包含"生活方式与健康""生活方式对生长发育的影响""坚持健康作息""拒绝烟、酒、毒品危害""维护五官健康""生活方式与疾病预防"共六章，每章分为若干节，每节由"导读台""知识窗""链接场""践行园"四部分组成。其中，"导读台"以问题的形式引出本节核心内容，方便快速查找；"知识窗"为每节主体，包含丰富的健康知识和实际指导；"链接场"以多样的形式拓展相关知识，补充案例、数据等；"践行园"重在日常可操作的健康技能和方法。

　　孩子的健康是父母最殷切的期盼，也是我们最真挚的祝福。希望这本《培养健康生活方式》能够有效帮助父母指导儿童青少年养成健康的生活方式，也衷心祝愿所有儿童青少年保持身心健康、快乐成长！

编　者

目 录

第1章

生活方式与健康

　　本章从健康的概念及其影响因素讲起，不仅全面概述了生活方式的科学内涵及其对健康的影响，还介绍了健康生活的四大基石——合理膳食、科学运动、戒烟限酒和心理平衡，以及权威健康信息的来源和常规健康体检的注意事项等。旨在帮助读者树立健康观念与健康管理意识，强化个人健康责任，主动选择健康行为，养成健康文明的生活方式。

第一节　健康面面观

导读台

- 没有身体疾患就是健康吗?
- 健康对个人、家庭和社会有哪些重要意义?
- 影响健康的因素有哪些?

知识窗

享有健康是人们最质朴和最热忱的追求。著名教育学家陶行知曾说:"我们深信健康是生活的出发点,也就是教育的出发点。"健康如此重要,但到底怎样才算是健康? 健康的真正含义该如何理解? 让我们带着这个问题出发。

一、健康的概念

健康是一个综合的概念,人类对健康的认识也在不断更新。很多人认为健康就是"生理功能正常,没有缺陷和疾病"。但实际上,健康的含义要更为丰富。世界卫生组织指出:"健康不仅仅是没有疾病和不虚弱,而是身体、心理和社会适应的完好状态。"由此可见,健康应该至少包括身体健康、心理健康、社会适应良好三个方面。

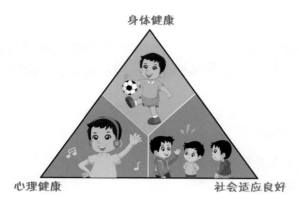

健康三角

（一）身体健康

身体健康是评价健康状况最基本、最直接，也是最重要的维度，包括体格发育、生理功能、运动能力以及日常生活自理能力四个方面。

1. 体格发育　指体型、外貌的正常发育，常用身高、坐高、体重、头围、胸围、臀围、肩宽、骨盆宽、皮褶厚度等指标衡量。

2. 生理功能　指人体器官、系统的生物功能，常用脉搏、心率、血压、肺活量、呼吸频率、肺通气量等指标衡量。

3. 运动能力　指躯体的力量、速度、耐力、灵敏性、柔韧性、协调性和平衡能力等，常见测量项目包括 50 米跑、800 米跑、1000 米跑、立定跳远、跳高、引体向上、坐位体前屈等。

4. 日常生活自理能力　包括洗漱、穿衣、整理个人物品等基本生活能力，是评价儿童青少年健康状况的重要指标。在日常生活中，家长应注重培养孩子这方面的能力。

（二）心理健康

心理健康，特别是儿童青少年的心理健康，越来越受到人们的关注。心理健康与身体健康相辅相成，对儿童青少年的生长发育、学习以及社会适应能力都有着重要影响。

心理健康的评定指标包括心理精神症状和行为表现、认知功能、智力和个性、主观幸福度四个方面。通过儿童青少年的日常表现、行为举止、学习和社会交往等可以初步感受其心理健康状况，但是准确的评估必须由专业人员利用相应评估工具来进行测量和判断。

（三）社会适应

社会适应是一种心理适应或人格适应，是个体内在的心理系统对外在社会环境变化的应对过程。良好的社会适应通常指一个人的心理活动和行为能适应当下复杂的环境变化，为他人所理解，为大家所接受。儿童青少年的社会适应能力可以从校内人际关系、学习能力适应、日常适应能力、挫折耐受力、心理社会能力等方面衡量。

链接场

生活技能

生活技能是一个人有效处理日常生活中的各种需要和挑战的能力，是个体保持良好的心理状态，并且在与他人、社会和环境的相互关系中，表现出适应和积极的行为能力。随着社会的不断发展和需求改变，我国越来越重视儿童青少年的生活技能教育，以及基于生活技能的健康教育。生活技能的十项核心能力及相互间的关系见下图。

——世界卫生组织，*Life skills education for children and adolescents in schools*，1994

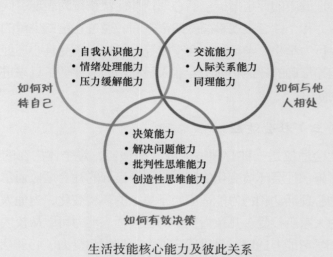

生活技能核心能力及彼此关系

践行园

分析健康状态

请小读者将自己日常的行为表现与下面的健康行为进行对照。如果相符，就在对应的□里打"√"；如果不符，就打"×"。对照结束后，请根据结果初步分析自己当前的健康状态。

身体健康	☐ 1. 我能做到每天均衡饮食
	☐ 2. 我坚持锻炼
	☐ 3. 我做事遵守安全常识
	☐ 4. 我会主动远离有害物质
	☐ 5. 我睡眠充足
	☐ 6. 如果觉得自己健康出现问题，我会向专业医生求助
	☐ 7. 我定期体检
心理健康	☐ 8. 我能清楚地觉察到自己的情绪和感受
	☐ 9. 我以健康方式管理自己的情绪
	☐ 10. 我能和别人分享自己的感受
	☐ 11. 我能留出时间来娱乐
	☐ 12. 我能做出负责任的决定
	☐ 13. 我能抵制消极的同伴压力
	☐ 14. 我知道怎样正确地获取信息
	☐ 15. 我和自己的家庭成员保持着健康的关系
社会适应	☐ 16. 我能和帮助我做出负责任决定的人做朋友
	☐ 17. 我和朋友一起做有益于健康的活动
	☐ 18. 我能远离危险场景
	☐ 19. 我知道如何解决与朋友和家人的冲突
	☐ 20. 我努力成为一个负责任的朋友和家庭成员
	☐ 21. 我会帮助朋友远离危险行为

如果你的日常行为表现与健康行为不符，则意味着你需要对自己的健康担负起更多的责任来，通过实践健康行为，把"×"变为"√"，加油！

二、健康对个人、家庭和社会的意义

享有健康，不仅对个人重要，是家庭幸福的源泉，还是社会和谐及经济发展的持久动力，更是民族昌盛和国家富强的重要标志。

（一）健康对个人的意义

健康是个人幸福生活的基础，是生活质量的保障，是高效学习和工作的前提。一个人健康的时候或许不会察觉，但是一旦出现健康问题，就会深刻体会到健康缺失给个人带来的诸多痛苦。这些痛苦不仅有身体上的病痛，还有心理上的焦虑与折磨；不仅会造成经济损失，还会造成时间和精力的巨大损耗；某些疾病不仅会造成一时的影响，还会成为终身的阴霾。儿童青少年正处于生长发育的关键期，这个时期的健康将会为终生健康奠定基础。

（二）健康对家庭的意义

个人健康可以提升家庭幸福感。每位成员都是家庭的重要组成部分，其健康状况会直接影响到整个家庭的生活和发展。如果某位家庭成员出现健康问题，必

健康全家福

然会打乱家庭正常生活，其他家庭成员需要付出更多的人力、财力和物力去关心和照顾患者，甚至承受失去亲人的痛苦。儿童青少年往往是一个家庭的核心，健康问题对家庭的影响就更为严重。

（三）健康对社会发展的意义

个体健康是社会和谐稳定、经济持续发展的基础，是民族昌盛和国家富强的重要标志。个体因健康问题而生病或死亡，不仅会给家庭带来难以承受的痛楚，也会给国家带来无法弥补的损失。

 链接场

2016 年 8 月 19 日，习近平总书记在全国卫生与健康大会上指出："要把人民健康放在优先发展的战略地位，以普及健康生活、优化健康服务、完善健康保障、建设健康环境、发展健康产业为重点，加快推进健康中国建设，努力全方位、全周期保障人民健康，为实现'两个一百年'奋斗目标、实现中华民族伟大复兴的中国梦打下坚实健康基础。"

2016 年 8 月 26 日，习近平总书记主持召开中共中央政治局会议，审议通过"健康中国 2030"规划纲要。会议指出，编制和实施"健康中国 2030"规划纲要是贯彻落实党的十八届五中全会精神、保障人民健康的重大举措，对全面建成小康社会、加快推进社会主义现代化具有重大意义。同时，这也是我国积极参与全球健康治理、履行我国对联合国"2030可持续发展议程"承诺的重要举措。

——汪晓东 & 张炜 & 赵梦阳，《为中华民族伟大复兴打下坚实健康基础——习近平总书记关于健康中国重要论述综述》，2021

三、健康的影响因素

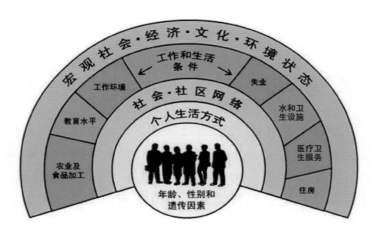

健康决定因素的生态模型

健康受众多因素的影响。健康的影响因素大致可以分为生物遗传因素、生活方式因素和环境因素三个方面。

（一）生物遗传因素

生物遗传因素是每个人与生俱来、难以更改的因素，如年龄、性别、基因等，是影响健康的内在因素。疾病的发生通常与这些因素有着密切关系。部分遗传病由基因或遗传物质直接导致，而大部分疾病由生物遗传因素和其他因素共同作用导致。因此，了解生物遗传因素具有重要价值。例如，如果知道自己存在患心脏病的遗传风险，那么在日常生活中就应更加注重饮食、锻炼、作息等，并加强日常监测和定期体检，从而减小风险，尽早发现异常，并及时采取有针对性的干预措施。

（二）生活方式因素

生活方式因素指人们长期受一定文化、民族、经济、社会、风俗、规范等，特别是家庭影响，而形成的一系列生活行为和习惯。生活方式对个体健康有着最直接的影响，也是最容易控制的健康影响因素。因此，了解哪些生活方式是对健康有益的、哪些是有害的，并在日常生活中积极践行有益行为、避免有害行为，将对个人健康产生不可估量的作用。

（三）环境因素

环境因素十分复杂，包括自然环境、社会环境、卫生服务体系等。其中自然环境又分为生物因素（细菌、病毒）、物理因素（辐射、噪声）和化学因素（大气污染、农药）。社会因素包括社会制度、法律、经济、教育和文化等。我们通常无法直接更改环境因素，但可以通过管控自己的行为来降低环境因素带来的危害，例如，勤洗手能降低环境中致病微生物的危害，正确选择和佩戴口罩能降低大气污染的危害等。

践行园

建立儿童青少年健康档案

按照下面表格中的项目，收集健康信息，建立属于儿童青少年的健康档案，并通过咨询专业人员调整生活方式。

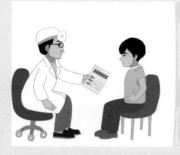

儿童青少年健康档案

序号	健康因素	档案内容
1	出生时的健康信息	①出生日期、体重、身高 ②出生医院或地点 ③生产信息（顺产或剖宫产等） ④出生时的健康状况（是否有黄疸病等） ⑤出生证明复印件
2	家族健康史（直系亲属的健康状况，包括亲生父母、兄弟姐妹、祖父母、姑姑、叔叔等）	①家族成员已患有或可能患有的疾病有关信息，包括遗传病以及过敏、癌症、心脏病、2型糖尿病、高血压等 ②家族成员的死亡年龄、死因等
3	免疫接种史	已接种过的疫苗名称、接种日期及接种后反应（百白破疫苗、麻腮风疫苗、乙肝疫苗、卡介苗等）

（续表）

序号	健康因素	档案内容
4	个人健康信息	①曾就医的日期、原因和结果，含口腔病史，如拜访牙医的日期、牙齿的总体状况、特殊的牙科疾病（龋齿）、牙龈疾病、智齿、齿桥和种植等 ②服用过的药品（处方药和非处方药），开药方的日期、药品名称、剂量、开药方者，对任何药品的可能过敏反应以及发生反应的日期
5	个人体检信息	①体检的日期、年龄 ②身高、体重、血压、血清总胆固醇、视力、听力等体检结果
6	健康习惯	①平时的锻炼情况，如锻炼时长、运动量 ②作息习惯，如每天睡多长时间 ③爱好或不良习惯（如没有，可不写） ④和家族成员、同学的关系
7	健康保险信息	①保险公司的名称、地址、电话号码、邮件等 ②投保人姓名 ③保单号码、副本
8	卫生保健提供者	全科医生、医学专家（如过敏病专科、整形外科、营养学）、牙医等的姓名、地址、电话号码

第二节　生活方式与健康

导读台

- 生活方式对健康有哪些影响？
- 哪些行为能促进健康？哪些行为会危害健康？
- 怎样养成健康生活方式？

知识窗

　　生活方式对健康最重要也最可控。良好的生活方式对个人健康大有裨益，而不良的生活方式则会带来巨大危害。那么应该如何通过生活方式来促进个人健康呢？本节内容将对此进行说明。

一、生活方式对健康的影响

　　生活方式主要包括饮食、运动、睡眠、娱乐、消费、社会交往等方面的行为表现。生活方式是影响健康的重要因素。

　　当前造成人们健康损耗和寿命损失的原因可以分为三大类：传染性疾病、慢性非传染性疾病和伤害，而生活方式与这三者都有着紧密的关联。

（一）生活方式与传染性疾病

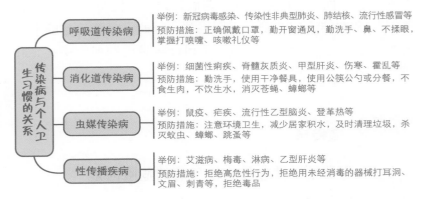

传染病与个人卫生习惯的关系

传染性疾病的发生与个人卫生习惯有关。消化道传染病与个人的手卫生、饮食卫生有关；呼吸道传染病与打喷嚏、咳嗽、吐痰的礼仪，室内通风和正确佩戴口罩等有关；艾滋病、乙肝、梅毒等性传播疾病，更是与吸食毒品、不注意血液卫生、发生高危性行为等个人行为有直接关系。

同时，规律作息、健康饮食、适当锻炼，不仅能增强个人身体素质，还能提高个体抵抗传染病的能力。因此，在日常生活中保持良好的生活方式和行为习惯，注意个人卫生和公共卫生，能有效帮助个人免受传染病危害。

（二）生活方式与慢性非传染性疾病

慢性非传染性疾病是影响我国居民健康的最主要的疾病，也是影响预期寿命最重要的因素。尽管慢性非传染性疾病种类繁多，特点各异，病因复杂，但不健康的生活方式始终难辞其咎，甚至是病因中最重要的组成部分。

饮食不健康、身体活动不足容易导致超重肥胖，而超重、肥胖又是高血压和糖尿病的主要危险因素；长期吸烟与肺癌、慢性阻塞性肺疾病的发生密切相关，同时，吸烟也是脑卒中复发的重要危险因素；过量饮酒可能导致心脑血管疾病、肝癌等。

链接场

常见慢性非传染性疾病的危险因素

危险因素	疾病			
	心血管病 *	糖尿病	癌症	呼吸系统疾病 **
吸烟	☹	☹	☹	☹
酗酒	☹		☹	☹
体力活动不足	☹	☹	☹	☹
肥胖	☹	☹	☹	☹
血压升高	☹	☹		
血糖升高	☹	☹	☹	

* 包括心脏疾病、脑卒中、高血压

** 包括慢性阻塞性肺病和哮喘

——世界卫生组织，*Summary：surveillance of risk factors for noncommunicable diseases：the WHO STEPwise approach*，2001

（三）生活方式与伤害

伤害是目前我国儿童青少年死亡的首位原因，其中溺水和道路交通伤害位居前两名。儿童青少年的自我伤害近年来也愈发严重，越来越值得人们的关注。

生活方式在预防伤害方面具有积极作用。遵守各种安全准则的要求、规范自身行为、培养安全防范与应急避险意识和能力、增强心理社会能力和心理调控能力，能有效预防伤害的发生。

除了预防疾病和伤害的发生，健康的生活方式还能保障儿童青少年的正常生长发育，促进其身体和心理的协调均衡发展，维护其情绪稳定与心理健康，对他们的学习、人际交往、生活技能培养、性格养成、价值观塑造都有莫大的好处。儿童青少年时期养成的生活方式和行为习惯，往往会延续到成年乃至老年，因此影响的不仅是儿童青少年这一个时期，更有可能是持续终身的影响，甚至会继续影响下一代。

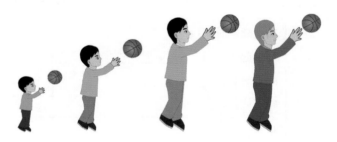

健康的生活方式能持续终身

践行园

你的生活方式健康吗？

请按照以下步骤进行记录和探讨，判断儿童青少年的生活方式是否健康，并提出改进建议。

　　第一步：记录。家长与孩子一起，尽可能完整地记录儿童青少年一天或一周的行为。如果不便，也可以按照行为类型，记录数次。

　　第二步：记录后及时评价并提出建议。根据记录，探讨其中哪些行为习惯是健康的，需要继续坚持；哪些是不健康的，需要及时改正。

　　如果无法判断某一行为是否健康，如睡眠时间是否足够、运动量是否适宜等，可以参考本书其他章节内容寻找答案。

行为记录及评价表示例

行为类型	具体内容	评价与建议
睡眠	昨晚睡觉时间：_____ 今早起床时间：_____ 睡眠时长：_____ 睡眠质量：_____	
饮食	早餐：_____ 午餐：_____ 晚餐：_____ 零食或饮料：_____ （尽可能详细、准确地记录，例如，一小碗米饭、两块半拳头大的猪肉、四片青菜、一瓶300毫升的牛奶等）	

（续表）

行为类型	具体内容	评价与建议
运动	运动时间及时长：＿＿＿＿＿＿ 运动地点：＿＿＿＿＿＿ 运动类型：＿＿＿＿＿＿ 运动感受：＿＿＿＿＿＿	
情绪	整体心情：＿＿＿＿＿＿ 开心（或伤心、生气等）的原因：＿＿＿＿	
人际交往	交往对象：＿＿＿＿＿＿ 交往时间：＿＿＿＿＿＿ 活动类型：＿＿＿＿＿＿ 重要事件：＿＿＿＿＿＿	
卫生习惯	洗手次数：＿＿＿＿＿＿ 洗手时间：＿＿＿＿＿＿ 有无打喷嚏、咳嗽、吐痰等，是怎么做的：＿＿＿＿＿＿ 是否正确佩戴口罩：＿＿＿＿＿＿ 房间卫生情况：＿＿＿＿＿＿	
成瘾行为	接触电子产品的时长及类型：＿＿＿＿＿＿ 饮酒、吸烟或接触二手烟情况：＿＿＿＿	
其他行为	受伤害、用药、就医等情况：＿＿＿＿＿＿	

二、健康相关行为

健康相关行为是指与健康和疾病有关的行为，可分为健康促进行为和健康危险行为两大类。

（一）健康促进行为

健康促进行为指个体或群体表现出的客观上有利于自身和他人健康的行为。其主要特点有：①有利性，即行为表现有利于自身、他人和整个社会的健康，如禁烟限酒；②规律性，即行为表现规律有恒，不是偶然行为，如起居有常、饮食有节；③和谐性，即行为表现出鲜明个性，但又能根据所处的环境调整，达到与环境相和谐的状态，被自己、他人和社会所理解和接受；④一致性，即个体外显行为与其内在心理及情绪一致；⑤适宜性，即行为强度能受到理性控制，无明显冲突表现。

健康促进行为分为日常健康行为、避开环境危害行为、戒除不良嗜好、预警行为和合理利用卫生服务五大类。

1. 日常健康行为 日常生活中一系列有益于健康的基本行为，如合理营养、平衡膳食、积极锻炼、积极休息、充足睡眠与健康娱乐等。

2. 避开环境危害行为 即主动地以积极的方式避开环境危害的行为，如离开被污染的环境、采取措施减轻环境污染、积极应对引起人们心理应激的紧张生活事件等。

3. 戒除不良嗜好 不良嗜好是指日常生活中对健康有危害的个人偏好，如喜好油炸食品和甜食、吸烟、酗酒、吸毒、通宵娱乐等。

4. 预警行为 指预防事故发生和事故发生之后正确的处理

行为，如对于触电、溺水、车祸等意外事件的自救和他救。

5. 合理利用卫生服务　指正确合理地利用卫生保健服务来维护自身健康的行为，如定期体检、预防接种疫苗、患病后及时就医、遵从医嘱配合治疗、积极康复等。

（二）健康危险行为

健康危险行为指不利于自身或他人健康的行为，是偏离个人、他人乃至社会健康期望的表现，如吸烟、酗酒、暴力、缺乏体育锻炼。

其主要特点有：①危害性，即行为对个体或他人的健康和社会造成直接或间接、明显或潜在的危害；②稳定性，即行为产生的健康危害有一定的作用强度和持续时间；③习得性，即健康危险行为都是个体在后天的生活经历中通过学习获得。

需要强调的是，既然健康危险行为是后天习得的，当然也可以通过后天的努力戒断或者改变。例如，吸烟是后天习得的健康危险行为，那么也能通过后天的努力戒除吸烟行为。

根据相关研究，我国儿童青少年健康危险行为主要有七类。

1. 导致各种非故意伤害的行为　如车祸、溺水、跌坠伤、砸伤、穿刺伤、爆裂伤。

2. 导致各种故意伤害的行为　由三个方面组成，一是打架、斗殴、校园欺凌等校园暴力行为以及由此引发的不安全感；二是自杀、自伤、自残、离家出走等自我伤害行为；三是反映内在心理、情绪障碍的行为表现，如孤独、精神压力、失眠、伤心绝望等。

3. 物质成瘾行为　如吸烟、酗酒、药物滥用（精神活性药物和毒品）、吸入剂滥用（汽油、胶水和涂改液等）。

4. 精神成瘾行为　如智能手机成瘾、游戏成瘾、网络成瘾。

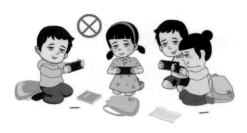

儿童手机成瘾

5. 导致性传播疾病和非意愿妊娠的性行为　如不使用安全套、被迫性行为、多伴侣性行为。

6. 不良饮食行为　包括：过多摄入易导致肥胖的高能量或高脂食物的饮食行为；易导致营养缺乏或失调的行为，如蔬菜、水果摄入过少，挑食、偏食，过多吃零食；盲目或不健康的减肥行为。

7. 缺乏体力活动行为　分为动、静两方面。前者包括不上体育课，体力活动不足，体育锻炼时间和强度不足；后者包括看电视或电脑、上网时间过长等。

健康行为习惯的养成是一个长期的过程，要不断坚持，逐渐完成从他律到自律再到自觉坚持的过渡。在习惯养成的过程中，要根据实际情况，如年龄、体质、身体状况、环境的变化，对儿童青少年的行为进行不断改正和完善。

践行园

你的健康你做主

清楚地知道哪些行为可以促进健康、哪些行为可能威胁健康，才能真正对自己的健康负责，并受益一生。请补充下面的表格，在"健康促进行为"和"可能威胁健康的行为"栏目内各添加 4 个例子，测试一下你的健康行为分辨能力吧！

序号	健康促进行为	可能威胁健康的行为
示例	不喝酒	饮酒
示例	坚持运动	很少活动
1		
2		
3		
4		

三、健康生活四大基石

1992 年，世界卫生组织发布《维多利亚宣言》，指出健康的四大基石包括：合理膳食、科学运动、戒烟限酒、心理平衡。尽管这四大基石的提出时间较早，最初也只是针对心脏健康而言，但目前看来，它在更广泛的健康领域同样适用。

（一）合理膳食

人体的一切活动都需要消耗能量与营养。合理膳食，也叫平衡膳食，是健康的基础，指的是膳食方式能使人体的营养需求与食物供给保持平衡，能量及各种营养素能够满足人体生长发育、生理及身体活动的需求，且各种营养素之间保持适宜比例。儿童青少年正处于快速生长发育阶段，对能量和营养素的需求量高于成人，需求比例也与成人不同。因此，合理膳食对儿童青少年而言尤为重要。

 链接场

2021年6月7日，国家卫生健康委员会、教育部、市场监管总局、体育总局联合组织制定了《营养与健康学校建设指南》。以下是部分内容摘选。

第二十五条 不得在校内设置小卖部、超市等食品经营场所，不得售卖高盐、高糖及高脂的食品和酒精饮料。不得对含糖饮料、调味面制品等零食进行广告宣传。

第二十六条 学校食堂和校外供餐单位要根据当地学生营养健康状况和饮食习惯搭配学生餐，做到营养均衡；制定食谱和菜品目录，每周公示带量食谱和营养素供给量，带量食谱定期更换。

第二十七条 学生餐每餐供应的食物要包括谷薯杂豆类、蔬菜水果类、水产畜禽蛋类、奶及大豆类等4类食物中的3类及以上。食物种类每天至少达到12种，每周至少25种。

（二）科学运动

生命在于运动，运动需要科学。运动是身体活动方式之一，有计划、结构化、重复性的运动与锻炼，尤其是户外运动，可以维持和改善多种体能。儿童青少年坚持科学合理的体育运动，不仅可以增强体质，提高身体素质和运动能力，还能够增强心理素质，培养多方面的品质与能力。

链接场

户外运动对于儿童青少年的益处

❀预防近视

❀促进肌肉、骨骼和心肺等器官的发育和功能完善

❀增加肌肉力量，预防脊柱侧弯、骨折、关节损伤等

❀提升身体协调能力和柔韧性，提高机体免疫力

❀促进新陈代谢，促进维生素D等营养物质的吸收和转化

❀改善体形，预防肥胖

❀缓解压力、调节情绪，提高学习、工作效率

❀促进人际交往，培养礼貌谦让、团结合作等精神

❀培养探索精神、求知精神、吃苦耐劳精神等

——陶芳标，《儿童少年卫生学（第八版）》，2017

（三）戒烟限酒

烟酒的危害巨大，对儿童青少年而言更是有百害而无一利。吸烟饮酒不仅会增加呼吸系统疾病、心脑血管疾病、肝损伤、糖尿病等多种疾病的发病风险，还是多种癌症发生的危险因素，同时对人的心理发展、性格培养以及情绪控制都有巨大影响。烟酒都是成瘾性物质，一旦成瘾，将造成长期乃至终身的影响。对儿童青少年而言，不吸烟、不喝酒是最好的选择，也是健康成长的唯一选择。

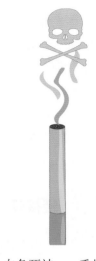

白色死神——香烟

（四）心理平衡

心理平衡指一种良好的心理状态，即能够恰当地评价自己、应对日常生活中的压力、有效率地工作和学习、对家庭和社会有所贡献的良好状态。

在日常生活中，乐观的心态、积极的态度、良好的人际关系、合理的预期有助于维持心理平衡，促进儿童青少年身心健康发展。

链接场

2019 年 7 月，国家卫生健康委员会发布《健康中国行动（2019—2030 年）》，提出了十五项重大行动。其中，第二项合理膳食行动、第三项全民健身行动、第四项控烟行动、第五项心理健康促进行动，这四项行动旨在倡导全民合理膳食、科学运动、控制烟草、促进心理健康。

除上述四大基石外，健康合理的作息对健康同样十分重要。合理安排作息时间，劳逸结合，不仅能够促进体格和神经系统健康发育，使儿童青少年获得健康的体魄，还能够使其在规律的生活中获得稳定感和安全感。对于培养规律作息习惯，最重要的就是睡眠。优质、充足的睡眠能够消除学习疲劳、恢复精力、缓解压力、维持和巩固记忆、提高学习效率等。

第三节　关注健康信息，坚持健康体检

导读台

- 如何获取可靠的健康信息？
- 为什么坚持健康体检很重要？

知识窗

社会在不断发展，信息也是日新月异，健康知识同样在不断更新，想要始终保持健康的生活方式并享有健康，就必须不断获取新的健康知识。

一、甄别健康信息

对儿童青少年而言，获取健康信息最原始、最简单而又最重要的途径就是家庭和学校的教育。这要求父母、老师掌握正确、准确而又全面的健康知识。但随着信息技术的发展，以及儿童青少年的成长，他们会不断地从书本、电视、网络中获取健康信

息，但这些信息并不一定都准确可靠。因此，掌握获取、甄别、理解和使用信息的技能，对于儿童青少年尤其重要。

践行园

电子健康素养

电子健康素养是指个人具有从电子资源中寻找、理解和评估健康信息并做出明智的健康决定以解决日常活动中健康问题的能力。当今社会是网络时代，网络是获取信息最便捷、最快速的途径，但是网络信息数量庞大、传播速度快、质量良莠不齐，这对人们的电子健康素养提出了新的要求。

下面是一份电子健康素养评测量表，家长可以和儿童青少年一起做一做，比比看谁的得分更高！

序号	测评题目	非常不同意	不同意	不确定	同意	非常同意
1	我知道什么样的健康信息是可以从互联网上找到的					
2	我知道网上可以从何处找到有用的健康信息					
3	我知道怎样在互联网上找到有用的信息					

（续表）

序号	测评题目	非常不同意	不同意	不确定	同意	非常同意
4	我知道如何利用互联网去寻找我想知道的健康问题的答案					
5	我知道如何利用我在互联网上找到的健康信息去解决问题					
6	我掌握了可以评估互联网上找到的信息是否有用的必要技能					
7	我可以区分互联网上健康信息质量的高低					
8	我可以自信地依据互联网上找到的信息去做出有关健康的决定					

评分标准：从"非常不同意"到"非常同意"依次给分 1～5 分。测完后将 8 道题的得分相加，得分越高表明电子健康素养水平越高。要注意的是，严格来说该量表的适用对象是成年人，对儿童青少年的评价结果仅供参考。

以下几个问题有助于甄别健康信息。

（一）健康信息的来源是否可靠？

健康信息的可靠来源包括专业的医疗机构，政府及其下属单位、组织、机构，以及一些公益健康组织。电视健康教育类节目（要注意鉴别健康教育和广告）、正规出版社的专业或科普书籍、医院或社区的宣传册等，都可以认为是健康信息的可靠来源。

如果信息来源于网站，则依据网站的所属单位进行判断。常见健康信息的权威发布平台包括：

● 中华人民共和国国家卫生健康委员会（http://www.nhc.gov.cn）

● 中国疾病预防控制中心（http://www.chinacdc.cn）

● 中华人民共和国教育部（http://www.moe.gov.cn）

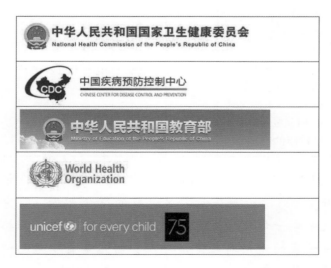

常见健康信息权威发布平台的官方网站图标

- 世界卫生组织（https://www.who.int/en）
- 联合国儿童基金会（https://www.unicef.org/zh）

（二）健康信息是否陈旧？

要注意查看信息的发布日期。陈旧的健康信息可能已经失效，应尽量获取最新的健康信息。

（三）是否提供了其他信息源？

可靠的信息源不会声称自己是该信息的唯一来源，会指导读者参考其他来源。

（四）其他信息源是否支持已获得的信息？

健康信息应该通过多种渠道进行验证。如果能够通过其他信息源的验证，则可以对信息的准确性更加放心。可以向医院的医生、校医、健康教育课老师、心理老师、健康领域专家等询问，以验证信息的准确性。

（五）提供信息者是客观还是主观的？

面对健康信息，还应判断信息提供者的意图。客观的信息提供者目的是分享，而主观的信息提供者目的可能是销售产品或灌输思想，呈现信息时会试图影响你的想法。

（六）信息是否违背了基本健康常识？

要具备基本的健康常识，警惕那些包含夸张说法的信息及其提供者，如可以治愈不治之症。

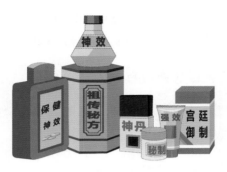

药物虚假广告常用词汇

二、坚持健康体检

健康体检是指通过医学手段和方法进行身体检查，了解受检者健康状况、早期发现疾病线索和健康隐患的诊疗行为，对儿童青少年及其家庭、社会意义重大。

（一）健康体检基本项目

新生入学，学校会统一进行健康体检，并建立健康档案。在校学生每年会进行一次常规健康体检。学校健康体检基本项目有以下几项。

1. 形态指标检查　身高、体重、腰围、臀围。

2. 内科检查　心、肺、肝、脾，血压，肺活量。

3. 外科检查　头部、颈部、胸部、脊柱、四肢、皮肤、淋巴结。

4. 耳鼻喉科检查　听力、外耳道与鼓膜、外鼻、嗅觉、扁桃体。

5. 眼科检查　眼外观、远视力、屈光度。

6. 口腔科检查 牙齿、牙周。

7. 实验室检查 ①血常规；②谷丙转氨酶（寄宿制学生必查）；③结核分枝杆菌感染检测（若入学体检已测过则可以不测）和结核菌素试验（各地根据实际情况决定是否检测）。

通过检测形态指标，包括身高、体重和胸围等，可以全面了解和掌握儿童青少年的生长发育情况，筛选出生长发育异常、营养不良和超重或肥胖者，还可以评估儿童青少年的整体发育水平和生长趋势。通过测量肺活量，检查视力、听力、口腔、血常规等，可以及时发现视力不良、听力损失、龋齿等常见病，以及肺结核等传染病的发生、发展情况。学校和家长可以利用体检数据及时采取干预措施，通过科学调整儿童青少年的饮食、作息、学习与运动等，改善其健康状况，提升其身体素质。

链接场

以下是学生常规健康体检表示例，供家长和儿童青少年了解学生健康体检内容。

（二）体检注意事项

1. 体检前注意休息，不要剧烈运动，保证良好的睡眠和精神状态。

2. 体检前 3 ～ 5 日饮食宜清淡易消化，避免高脂高蛋白饮食，不要服用维生素 C、抗生素、损伤肝肾功能的药物等，

××市中小学生健康体检表

_____ 区（县）_____ 学校 _____ 届 _____ 班 学号 _____

姓名 _____ 性别 _____ 民族 _____ 出生地 _____

出生日期 _____ 年 ___ 月 ___ 日 现住址 _____

检查项目		检查日期			
		年 月 日	年 月 日	年 月 日	年 月 日
既往病史					
内科	血压（mmHg）				
	心				
	肺				
	肝				
	脾				
	医生签名				
外科	身高（cm）				
	体重（kg）				
	头部				
	颈部				
	胸部				
	脊柱				
	四肢				
	皮肤				
	淋巴结				
	医生签名				

（续表）

检查项目			检查日期			
			年 月 日	年 月 日	年 月 日	年 月 日
五官科	裸眼视力	左				
		右				
	矫正视力	左				
		右				
	沙眼					
	结膜炎					
	耳、鼻、喉					
	医生签名					
口腔科	龋齿					
	牙周组织					
	医生签名					
实验室检查	谷丙转氨酶*					
	胆红素*					
	结核菌素试验					
	医生签名					
体检结论	结论及建议					
	主检医师签名					

* 谷丙转氨酶、胆红素为寄宿制学生到符合规定的医疗机构进行的体检项目。实验室检查须附检验报告单。

切忌饮酒。

3. 体检时注意着装，最好是宽松、易于穿脱的衣服，方便检查。女生宜穿棉布内衣，勿穿带金属钮扣、钢托的文胸。

4. 体检时应去除项链、手机、钢笔、钥匙等金属物品。

5. 抽血及腹部 B 超须空腹进行，完成检查后方可进食。

三、学会看健康体检报告单

健康体检后，健康体检机构会提供体检报告单，内容包括学生体检项目的客观结果、对体检结果的综合评价以及健康指导建议。

儿童青少年及家长应了解常规健康体检指标的含义和作用，识别指标背后的健康信号。拿到健康体检报告单后，应关注数值异常和处于"临界值"的指标，并及时就医咨询或进行更准确的检查，尽早发现潜在的健康问题，预防疾病发生。同时还要注意以下问题。

1. 健康体检结果无异常，不代表身体没问题 目前大部分健康体检指标根据疾病标准而非健康标准设定。指标正常，只能说明身体达到及格标准，却不能说明绝对健康。同时，如果指标不在正常值内，也不代表一定有病，仍需经过一系列检查才能确认。

2. 指标数值与参考值略有偏差时，应理性对待 关注健康体检报告单中的"临界值"，虽没达到致病程度，但已处于健康边缘。短期内一定要复查异常指标，观察指标变化，如指标异常程度逐渐增大，要非常重视，因为这往往是某种疾病的预兆。

3. 一定要重视健康体检建议 查看健康体检报告单时，要注意看每一条结论后面相对应的健康建议和健康指导。健康体检报告单通常不会直接做出疾病诊断，而是将体检所见各项异常汇总，在健康建议和健康指导中做出是否需要复查或者进一步诊治的提示。

4. 有任何问题，应该及时向医生咨询，不可自行判断

对于健康体检结果，无论正常还是异常，有任何疑问都要及时向医生咨询，不能自行揣摩和判断，也不能根据个人理解来对儿童青少年进行干预。根据健康体检结果，结合医生的建议和指导，科学地调整儿童青少年的生活行为方式，才能保障其健康成长。

建议在拿到健康体检结果、发现存在的健康问题或疾病后，除了咨询医生进行进一步检查外，针对需改善的健康问题制作一份健康管理表，制定科学的健康策略。

践行园

从学生健康体检结果中，校医王老师发现了以下常见健康问题。王老师拟制定一份健康管理表，以便为家长和学生提供指导。请帮助王老师将健康管理表补充完整。

健康管理表

常见问题	严重性	原因	健康策略与行动
近视	近视加深会导致青光眼，高度近视可能导致失明	回家后长时间玩手机；看电视时离电视机特别近	减少使用手机的时间；看电视时与电视机保持一定的距离
听力异常			
龋齿			
体重超重			
脊柱侧弯			
……			
……			

参考文献

［1］国家卫生健康委员会.关于印发营养与健康学校建设指南的通知［EB/OL］.（2021-06-24）［2022-03-07］.http：//www.nhc.gov.cn/sps/s7887k/202106/f0c87a90f08a4756ab0fd1d728be7d3b.shtml

［2］国家卫生健康委员会.健康中国行动（2019—2030年）［EB/OL］.（2019-07-15）［2022-03-07］.http：//www.nhc.gov.cn/guihuaxxs/s3585u/201907/e9275fb95d5b4295be8308415d4cd1b2.shtml.

［3］高考体检有哪些注意事项［J］.考试与招生，2020（4）：7.

［4］米克斯，海特.健康与幸福［M］.雷雳，译.杭州：浙江教育出版社，2017.

［5］陶芳标.儿童少年卫生学（第8版）［M］.北京：人民卫生出版社，2017.

［6］中华人民共和国教育部．关于印发中小学生健康体检管理办法（2021年版）的通知［EB/OL］.（2021-09-30）［2022-03-11］. http：//www. moe.gov.cn/jyb_xxgk/moe_1777/moe_1779/202110/t20211027_575478. html.

［7］Norman C D，Skinner H A. eHealth literacy：essential skills for consumer health in a networked world［J］. J Med Internet Res，2006，8（2）：e9.

［8］Xu R H，Zhou L，Lu S Y，et al. Psychometric validation and cultural adaptation of the simplified chinese eHealth literacy scale：cross-sectional study［J］. J Med Internet Res，2020，22（12）：e18613.

第2章

生活方式对生长发育的影响

　　本章聚焦生活方式对儿童青少年生长发育的影响，重点关注骨骼与脊柱健康、体重健康和青春期保健三个部分，主要阐述在日常生活中如何促进儿童青少年骨骼生长、预防脊柱弯曲异常、保持健康体重和应对青春期常见生理和心理问题，从生活实际出发，理论与实践相结合，旨在倡导广大中小学生采取健康的生活方式顺利度过生长发育期。

第一节　骨骼与脊柱健康

导读台

- 骨骼由什么构成？
- 什么是骨龄？影响身高生长（骨骼发育）的因素有哪些？
- 脊柱具有哪些功能？
- 脊柱弯曲异常有哪些危害？如何预防脊柱弯曲异常？

知识窗

骨骼构成身体坚固的支架，具有运动、支持和保护身体的重要作用，同时也是人体重要的造血组织和体内钙的储备仓库。

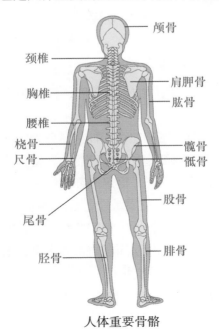

人体重要骨骼

一、骨骼健康

　　骨主要由骨组织组成，并分布有血管和神经，具有生长发育、损伤后修复和愈合的能力。人体身高是头、脊柱和下肢高度的总和，是反应骨骼（特别是长骨）生长的重要标志。

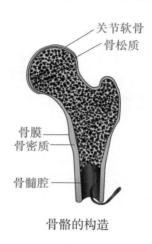

关节软骨
骨松质
骨膜
骨密质
骨髓腔

骨骼的构造

（一）骨骼的构造与生长

　　1.骨骼的构造　　机体的骨由骨膜、骨质和骨髓构成，并分布有血管和神经。

　　骨膜很坚韧，有丰富的血管和神经，分为内外两层。内层有一些细胞能分化为成骨细胞和破骨细胞，在幼年期直接参与骨的生成，成年时转为静止状态。但这些细胞终生保持分化能力，一旦发生骨损伤，如骨折等，又重新分化为成骨细胞，恢复造血能力。

　　骨质分为骨密质和骨松质。骨密质在骨的表面，结构致密坚硬，抗压、抗扭曲力强。骨松质在骨密质内侧，结构疏松，弹性较大，由许多片状的骨小梁交织排列而成。

　　在骨松质的腔隙内和长骨的骨髓腔中充满骨髓。骨髓具有产生血细胞的功能。能够造血的骨髓呈红色，称为红骨髓。但随着年龄增长和造血功能逐渐变弱，红骨髓转变为黄骨髓，黄骨髓含大量脂肪组织，不能直接造血。一大半长骨骨髓在青春期之后转变为黄骨髓，而肱骨、股骨上端、肋骨、胸骨、椎骨、髂骨等的骨髓在成年之后仍为红骨髓，保持造血功能。

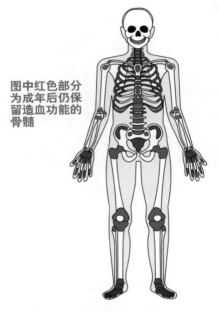

图中红色部分为成年后仍保留造血功能的骨髓

成人体内的红骨髓

2. 骨骼的生长　骨的中央部位称为骨干，两端称为骨骺。骨干和骨骺中间有称为骨骺线的骨组织。在青春期及其之前，这部分为软骨组织，因此称为骨骺软骨。骨骺随着骨骺软骨不断骨化而生长，骨干不断增长。骨骺软骨完全骨化后就变成了骨骺线，骨也会停止生长。

身高是头、脊柱和下肢高度的总和，是反应骨骼（特别是长骨）生长的重要标志。骨骼的发育依靠遗传作用，通过胚胎细胞的分裂和分化产生。而影响身高增长的因素则要更多一些，除了遗传作用，还有性别、年龄、营养、睡眠、运动、疾病，以及生活环境、社会文化、气候等因素。

链接场

多数国家女童 9 ～ 10 岁、男童 11 ～ 12 岁进入生长发育的第二个突增阶段，身高突增一般持续 2 ～ 3 年。男童平均每年增长 7 ～ 9 cm，最多可达 10 ～ 12 cm；女童平均每年增长 6 ～ 8 cm，最多可达 10 cm。通常女童骨龄 17 岁，男童骨龄 18 岁时，骨骺软骨完成钙化，骨骼基本停止生长，青少年的身高也就不再增长。

——陶芳标，《儿童少年卫生学（第 8 版）》，2017

（二）骨龄

骨龄是骨骼年龄的简称，需要借助骨骼在 X 线摄像中的特定图像来确定。借助左手手腕部位的 X 线片，医生通过观察左手掌指骨、腕骨及桡尺骨下端骨化中心的发育程度，确定骨龄。

相比于年龄，骨龄能更准确地反映儿童骨骼的成熟度，是评估儿童体格发育情况最核心的指标。骨龄和儿童身高之间有着极其密切的关系，用骨龄就可以预测身高。

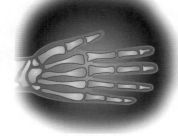

骨龄的判断

二、脊柱健康

脊柱具有保护身体、支持体重、维持身体平衡和运动、缓冲剧烈运动对脑的震荡等功能。虽然相邻两椎骨间的运动范围很小，但就整个脊柱而言，其运动范围却很大，可做前屈、后伸、侧屈、旋转和环转等，对于人类直立行走、全身弯曲、运动自由至关重要。

（一）脊柱的构造与形状

脊柱由 24 块椎骨、1 块骶骨和 1 块尾骨，以及软骨、韧带和关节紧密连接而成，位于躯干背侧，上端承托颅骨，胸段与肋骨、胸骨构成胸廓，低尾端与下肢带骨共同围成骨盆。两侧有椎间孔，中央有椎管。

人体正常脊柱从前往后看是直的，从侧面看呈现 S 形，有 4 个生理弯曲，即颈前曲、胸后曲、腰前曲和骶后曲。

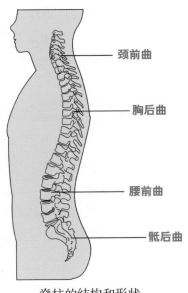

颈前曲

胸后曲

腰前曲

骶后曲

脊柱的结构和形状

（二）脊柱弯曲异常的原因、分类与现状

对于造成儿童青少年脊柱弯曲异常的原因尚缺乏明确、统一的共识，但公认早期生活环境和行为是重要原因。不良坐姿会导致脊柱两侧肌肉受力不均衡，容易形成脊柱侧弯；久坐超过 2 小时会加剧脊柱两侧肌肉失衡，使用电子产品时间和作业时间过长是导致青少年姿态异常的重要因素，其影响随年龄的增长而增大；白天户外活动时间越长，脊柱弯曲异常发生率越低。

按成因和性质，脊柱弯曲异常分为先天性脊柱弯曲异常和后天性脊柱弯曲异常。先天性脊柱弯曲异常主要包括先天性脊柱发育不良、先天性半椎体、腰椎骶化等。后天性脊柱弯曲异常分为姿势性和病理性两类。姿势性可分为习惯性（功能性）和固定性。病理性分为特发性（原因不明）和继发性（如结核、外伤等）。按体征，脊柱弯曲异常可分为脊柱侧弯和脊柱前后弯曲异常。

儿童青少年脊柱弯曲异常主要是脊柱侧弯，其中又以特发性脊柱侧弯最为常见，占 80% 以上。近年来，我国儿童青少年脊柱弯曲异常检出率有所上升，多数是姿势性脊柱弯曲异常。

（三）脊柱弯曲异常的危害

1. 身体畸形，影响个人形象。
2. 影响身高和胸部发育。
3. 影响生育，导致不孕或胎儿异常。
4. 影响心理健康，产生自卑、恐惧、自闭等性格。
5. 影响学习、生活、就业及国家人才培养的质量。

严重者需要手术治疗，否则可能会导致瘫痪、心肺功能障碍或衰竭，易患心肺并发症，甚至死亡。

链接场

　　中国儿童青少年脊柱弯曲异常检出率较高，且检出人数逐年增加，严重威胁儿童青少年身心健康。儿童青少年脊柱弯曲异常防控是一项系统工程，需要个体、家庭、学校、医疗机构、政府机构、社会等各方共同参与和努力。为加强儿童青少年脊柱弯曲异常防控工作，科学指导、规范落实综合防控措施，国家卫生健康委员会疾控局组织编写了《儿童青少年脊柱弯曲异常防控技术指南》，对开展脊柱弯曲异常全国性、规范性流行病学调查、筛查及防控工作具有重要指导意义。

　　　　　　——马军，《儿童青少年脊柱弯曲异常防控技术指南》解读，2022

（四）脊柱弯曲异常的预防

　　当前，脊柱弯曲异常已成为威胁我国儿童青少年健康的重要问题之一。早期发现影响儿童青少年脊柱健康的高危因素，及早矫治，力争对轻、中度脊柱弯曲异常采用非手术治疗的方法进行干预，有利于降低疾病负担，保护和促进儿童青少年脊柱健康。我们一定要做好预防和早期发现工作。

　　1. 早预防、早发现、早诊断、早矫治

　　（1）儿童青少年应积极关注自身脊柱健康情况，颈肩腰背不适要及时报告家长，并到正规医院专科门诊进一步检查，以便早发现。

（2）儿童青少年每年至少要接受一次脊柱弯曲异常筛查，目的是尽早发现并接受早期干预。学校要将脊柱弯曲异常筛查结果纳入学生健康档案。

（3）在日常生活中，家长也可以通过观察儿童青少年的状态来早期发现孩子是否有脊柱弯曲异常。观察方面包括：体型是否对称，走路姿势有无异常，运动时动作是否受到限制而无法做到位，是否有拒绝体育活动的情况和出现肩、背、腰疼痛等症状，是否常常注意力不集中（注意力不集中往往被视为意志力问题，实际上也有可能是来自身体的干扰）等。

2.科学锻炼身体，增加护脊运动

（1）推广课间"护脊操"，进行颈、胸、腰椎及四肢关节的放松和锻炼。

（2）在日常锻炼中，有针对性地增加一些对称性的背伸肌群的锻炼或牵拉，以及脊柱核心肌群的运动，如背肌练习、单杠、平板支撑等。不要过早参加高强度、以单侧肢体运动为主的专业训练，还应注意避免从高处往较硬的地面跳。

3.培养健康的生活习惯

（1）控制使用电子产品的时间，减少视屏及久坐时间，可在一定程度上降低静坐时间过长带来的身体姿态异常发生率。对于线上学习时间，小学生每天不超过 2.5 小时，每次不超过 20 分钟；中学生每天不超过 4 小时，每次不超过 30 分钟。

（2）避免姿态不良。保持正确的读写姿势，选择高度合适的课桌椅，避免长期坐姿不正而诱发脊柱异常弯曲。保持同一姿势一段时间后，应适当变换姿势，进行休息。

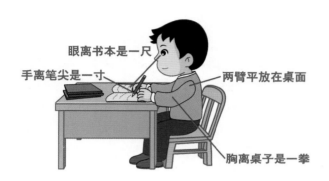

眼离书本是一尺

手离笔尖是一寸

两臂平放在桌面

胸离桌子是一拳

合适的座椅高度，正确的读写姿势

（3）避免承重不当。书包重量和背包方式要合适。背包重量应控制在儿童青少年体重的 10% 以下，包内最重的物品应放在最贴近背部的位置。用双肩背包，背包位置保持在后背肌肉最强壮的中部。避免长期单肩背包和单手提重物，形成高低肩，导致脊柱侧弯。

（4）选择合适的卧具。为了保持脊柱的生理弧度，应选择硬板床、低而柔软的枕头，并避免长时间、长期趴着睡觉。

（5）保持合理的饮食习惯，适当补钙。为促进脊柱健康，一日三餐所提供的营养应能够满足儿童青少年的生长发育和各种生理、体力活动的需求。在正常饮食之外，可以适当补钙。儿童青少年应做到不挑食和不偏食。

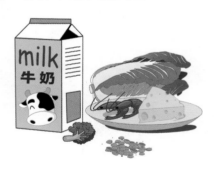

健康饮食

（五）脊柱弯曲异常的应对

家长应密切关注儿童青少年脊柱弯曲异常筛查及监测的结

果，按脊柱弯曲异常及姿态不良划分的不同风险等级，采取科学的方法矫治。

1.评定结果为"正常"的儿童青少年，应继续保持健康行为，针对不良行为进行改善，坚持参加每年筛查监测。

2.对于评定结果为"姿态不良"但尚未出现脊柱弯曲异常的儿童青少年，应将其作为风险人员积极干预，矫正其日常生活中的不良姿态和高危行为，增加体育锻炼，定期复查。

3.对于评定为"脊柱侧弯""脊柱前凸异常"或"脊柱后凸异常"的儿童青少年，家长应尽快将其送往专业医疗机构就诊，选择合适方案治疗（如物理训练、脊柱弯曲异常矫正体操、佩戴支具、手术治疗），并定期复诊。

与此同时，家长还应当积极对脊柱弯曲异常的儿童青少年进行心理健康疏导，保护其隐私，减轻其心理负担。

践行园

请判断以下关于脊柱弯曲异常的预防应对措施是否正确，在正确的做法后面打"√"，错误的做法后面打"×"。

1.学生书包最好选择单肩斜挎包。（　　　）

2.合理膳食、适当补钙可以预防脊柱弯曲异常。（　　　）

3.学习时应该长期保持同一种坐姿，尽量减少变化。（　　　）

4.青少年每年至少进行1次脊柱弯曲异常筛查，以尽早发现和干预。（　　　）

5. 学生的床铺越松软越好，可以帮助青少年提高睡眠质量。（ ）

参考答案：×，∨，×，∨，×

三、促进骨骼健康生长与身高增长

根据儿童青少年骨骼和身高增长的影响因素，科学增高应从合理营养、充足睡眠和科学运动入手。

（一）合理营养

与骨骼生长关系密切的营养素有蛋白质、维生素 D、钙和磷。碘和锌不足也会造成个子矮小。

首先，应保证优质蛋白质的摄入。蛋白质类食物以豆类、奶类、蛋类、肉类和水产类为主。牛奶含有丰富的蛋白质、氨基酸、钙、磷等，对增高极为有利。脂肪含量低的鱼、虾、牡蛎及其他水产品也有益于身高增长。另外，果蔬类食物是维生素、矿物质、膳食纤维和植物化学物质的重要来源，儿童青少年应多吃。

其次，一日三餐要做到食物多样、营养均衡，儿童青少年应不偏食和不挑食。食物要荤素搭配、粗细搭配。切勿暴饮暴食、不吃早餐、过分节食、吃荤不吃素，用零食代替正餐、水果代替蔬菜、睡前吃东西等。

少吃或不吃冰淇淋、方便面、巧克力、饼干、甜点等食品和油炸食品，少喝或不喝碳酸饮料、甜饮料等。多盐、多糖、多油食品以及吸烟、饮酒等也是增高的大敌。白开水是最健康的饮品，应足量饮用。

（二）充足睡眠

生长激素主要在晚上睡眠时分泌，睡眠对促进儿童青少年骨骼生长至关重要，一定要保证儿童青少年睡眠充足。小学生每天的睡眠时间应达到 10 小时，初中生应达到 9 小时，高中生应达到 8 小时。小学生就寝时间一般不晚于 21：20，初中生一般不晚于 22：00，高中生一般不晚于 23：00。儿童青少年每天要按时起床、按时就寝，养成规律睡眠、充足睡眠的好习惯。

（三）科学运动

运动能直接促进生长激素分泌，甚至是运动当晚睡眠中生长激素的分泌。同时，适度的运动还能增进食欲，带来健康的睡眠。

运动促进身高增长，但不是任何运动有此作用。有利于身高增长的运动有排球、篮球、足球、芭蕾、健美操、伸展体操、跳绳、慢跑等，不利于身高增长的运动有举重、负重练习等。过度运动或运动消耗过大（如马拉松等）也不利于身高增长。

践行园

三位青少年对身高的话题非常感兴趣，他们一起讨论并产生了激烈的争论。一位认为"吃得越多肯定长得越高"，一位认为"多补钙就能长得高"，还有一位认为"早睡早起就能长高"。三人彼此都不同意别人的看法，争论不休。三人之中谁的看法正确呢？为什么？

参考答案：

三人的看法都有一定问题。一是吃得越多只能是长得越胖，一日三餐应定时定量；二是过量补钙可导致骨骺线提前闭合，骨骼生长提前结束；三是早睡早起不等于良好、充足、高质量的睡眠，也不一定能长高。

此外，如果青春期生长发育结束了，骨骺线钙化愈合之后，身高也不会再有明显变化。

第二节 体重健康

导读台

- 体重对于健康有什么意义？
- 影响体重增加或减少的因素有哪些？
- 健康体重的标准是什么？
- 如何坚持健康生活方式，有效管理自己的体重？

知识窗

随着社会经济的发展和生活方式的转变，低体重人群越来越少，儿童青少年肥胖率在全球范围内快速增长，这已成为一项重大的公共卫生问题。体重过低和过高都不健康，保持健康的体重是保证身体健康的基础。对处于生长发育期的儿童青少年来说尤其如此，拥有健康的体重对其一生都起着至关重要的作用。

一、健康体重的意义及影响因素

（一）体重的增长规律及健康体重的意义

体重是客观评价人体营养和健康状况的重要指标。体重增长与骨、肌肉、脂肪等的增长有密切关系。为正确认识和评价自己的体重，儿童青少年应了解不同成长阶段的体重增长规律。只要体重保持在健康范围之内，就不必焦虑和恐慌。

儿童青少年的体重增长规律

成长阶段	每年体重增长值	生长评价
出生后第一年	6～7千克	出生后生长最快的一年
2岁至青春期（10～20岁）前	2～3千克	生长速度减慢并保持相对稳定
青春期	4～5千克，高峰时可达8～10千克	生长速度再次加快

体重过低和过高都不健康。体重过低会影响儿童青少年的身体和智力发育以及成年后的体质，与免疫力低下、月经不调或闭经、骨质疏松、贫血、抑郁等有关。体重过高对人体健康的影响更严重。肥胖儿童的运动能力相对较差，学习能力也会受到影响。家长要注意肥胖和健壮的区别。健壮的儿童充满活力，运动能力强，动作敏捷、协调，反应快。而肥胖的儿童一般缺少活力，运动能力差，动作迟缓，肢体协调性差，缺乏自信。随着肥胖程度增加和持续时间延长，肥胖儿童的各种心理问题、行为异常、性格缺陷、交往困难也会加重。

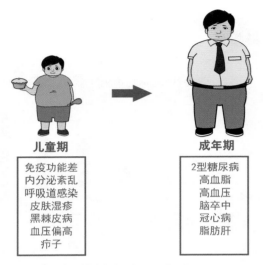

儿童期

免疫功能差
内分泌紊乱
呼吸道感染
皮肤湿疹
黑棘皮病
血压偏高
疖子

成年期

2型糖尿病
高血脂
高血压
脑卒中
冠心病
脂肪肝

儿童肥胖是成年期疾病的最主要原因

如果不能及时控制体重的过快增长，"小胖"长大后很有可能变成"大胖"，而更多相关疾病也会随之而来。中、重度肥胖可让儿童青少年出现如高血压、血脂异常、高血糖、高尿酸、脂肪肝等传统观念中的"成人慢性病"。持续性肥胖状态还会导致第二性征提前发育，进而影响身高增长。

体重异常会给儿童青少年身心发展带来各种严重的风险和挑战，坚持健康生活方式，做好体重管理尤为重要。儿童肥胖需要及时预防和治疗，否则成年后很可能仍然肥胖。6～9岁的肥胖儿童在长大以后仍然肥胖的可能性接近50%，10～13岁的肥胖儿童在长大以后仍然肥胖的可能性高达80%。

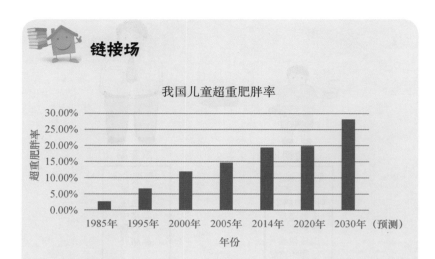

链接场

我国儿童超重肥胖率

我国 7～18 岁儿童青少年的超重与肥胖率呈持续增长趋势。《中国居民营养与慢性病状况报告（2020）》显示，超过 50% 的成人超重或肥胖，超重率为 34.3%，肥胖率为 16.4%；约五分之一（19.0%）6～17 岁儿童青少年超重或肥胖，超重率为 11.1%，肥胖率为 7.9%。

（二）体重的影响因素

儿童青少年肥胖的发生是多因素共同作用的结果。伴随都市化、工业化、生活现代化进程的加快，影响体重的不仅仅是遗传因素，更重要的是以下几个因素。

1. 饮食结构不合理　不吃早饭，晚餐能量过高；膳食结构不合理，高热量、高脂肪食物摄入过多；暴饮暴食，过度饮食；吃饭速度较快；常喝含糖饮料及快餐食物等。这些行为都会使体重增加，从而增加肥胖风险。

2.体力活动不足，锻炼时间减少，生活方式由"动"趋"静"　随着电子产品的普及，看电视、玩电子游戏等久坐行为导致个体活动量减少并且降低参与其他体育活动的机会，导致体内能量消耗减少。动得越少，能量消耗机会越少，越易囤积脂肪，导致身体发胖。越胖越怕动，越不动越胖，导致恶性循环。

3.睡眠时间不足　睡得晚或睡得少，都跟肥胖关系密切。研究表明，睡眠不足可能引起食欲相关激素（如瘦素、生长激素释放肽等）的改变，导致摄食及能量消耗失衡，肥胖风险增加。而周末或假日的睡眠补偿，可能补不回元气满满，只能补回"圆滚滚"和"肉乎乎"。

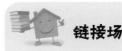

链接场

吃动平衡

　　每个人的身体内都存在一个神奇的"能量天平"。天平的一端是能量摄入，另一端是能量消耗（包括静息代谢、运动消耗、生长发育等）。当能量摄入与能量消耗的天平是平衡的，则能够保持健康体重。当能量摄入高于能量消耗，则容易导致超重和肥胖。比如，有些人经常吃西式快餐、饼干糖果，喝各种含糖饮料，摄入的能量大大增加。与此同时，这些人却懒得运动，总是坐着玩手机、看电脑等，摄入的能量消耗较少。那些没能消耗掉的能量就转变为脂肪储存在体内，因此人就一天天胖了起来。

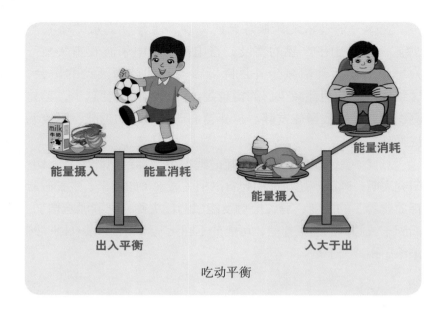

二、健康体重的标准

健康体重是指长期保持体重适宜的健康状态。人有胖瘦之分，体重过轻则为瘦，过重则为胖。那么以什么样的标准来判断是胖还是瘦呢？常用的指标有 3 个。

第 1 个指标是身体质量指数（body mass index，BMI），也称为体质指数、体重指数，计算公式为：

$$BMI = \frac{体重（kg）}{[身高（m）]^2}$$

儿童青少年每个年龄阶段的 BMI 是不一样的。因此，每年至少要测一次身高和体重，计算出 BMI 值，然后对照下表判断体重是否正常。

我国 6～18 岁儿童青少年营养状况 BMI 筛查表

单位：千克/米²

年龄（岁）	男				女			
	消瘦	正常	超重	肥胖	消瘦	正常	超重	肥胖
6.0～	≤13.4	13.5～16.3	16.4～17.6	≥17.7	≤13.1	13.2～16.1	16.2～17.4	≥17.5
6.5～	≤13.8	13.9～16.6	16.7～18.0	≥18.1	≤13.3	13.4～16.4	16.5～17.9	≥18.0
7.0～	≤13.9	14.0～16.9	17.0～18.6	≥18.7	≤13.4	13.5～16.7	16.8～18.4	≥18.5
7.5～	≤13.9	14.0～17.3	17.4～19.1	≥19.2	≤13.5	13.6～17.1	17.2～18.9	≥19.0
8.0～	≤14.0	14.1～17.7	17.8～19.6	≥19.7	≤13.6	13.7～17.5	17.6～19.3	≥19.4
8.5～	≤14.0	14.1～18.0	18.1～20.2	≥20.3	≤13.7	13.8～18.0	18.1～19.8	≥19.9
9.0～	≤14.1	14.2～18.4	18.5～20.7	≥20.8	≤13.8	13.9～18.4	18.5～20.3	≥20.4
9.5～	≤14.2	14.3～18.8	18.9～21.3	≥21.4	≤13.9	14.0～18.9	19.0～20.9	≥21.0
10.0～	≤14.4	14.5～19.1	19.2～21.8	≥21.9	≤14.0	14.1～19.4	19.5～21.4	≥21.5
10.5～	≤14.6	14.7～19.5	19.6～22.4	≥22.5	≤14.1	14.2～19.9	20.0～22.0	≥22.1
11.0～	≤14.9	15.0～19.8	19.9～22.9	≥23.0	≤14.3	14.4～20.4	20.5～22.6	≥22.7
11.5～	≤15.1	15.2～20.2	20.3～23.5	≥23.6	≤14.5	14.6～21.0	21.1～23.2	≥23.3
12.0～	≤15.4	15.5～20.6	20.7～24.0	≥24.1	≤14.7	14.8～21.4	21.5～23.8	≥23.9

（续表）

年龄（岁）	男				女			
	消瘦	正常	超重	肥胖	消瘦	正常	超重	肥胖
12.5～	≤15.6	15.7～20.9	21.0～24.6	≥24.7	≤14.9	15.0～21.8	21.9～24.4	≥24.5
13.0～	≤15.9	16.0～21.3	21.4～25.1	≥25.2	≤15.3	15.4～22.1	22.2～24.9	≥25.0
13.5～	≤16.1	16.2～21.8	21.9～25.6	≥25.7	≤15.6	15.7～22.5	22.6～25.5	≥25.6
14.0～	≤16.4	16.5～22.2	22.3～26.0	≥26.1	≤16.0	16.1～22.7	22.8～25.8	≥25.9
14.5～	≤16.7	16.8～22.5	22.6～26.3	≥26.4	≤16.3	16.4～22.9	23.0～26.2	≥26.3
15.0～	≤16.9	17.0～22.8	22.9～26.5	≥26.6	≤16.6	16.7～23.1	23.2～26.5	≥26.6
15.5～	≤17.0	17.1～23.0	23.1～26.8	≥26.9	≤16.8	16.9～23.3	23.4～26.8	≥26.9
16.0～	≤17.3	17.4～23.2	23.3～27.0	≥27.1	≤17.0	17.1～23.5	23.6～27.0	≥27.1
16.5～	≤17.5	17.6～23.4	23.5～27.3	≥27.4	≤17.1	17.2～23.6	23.7～27.3	≥27.4
17.0～	≤17.7	17.8～23.6	23.7～27.5	≥27.6	≤17.2	17.3～23.7	23.8～27.5	≥27.6
17.5～	≤17.9	18.0～23.7	23.8～27.7	≥27.8	≤17.3	17.4～23.8	23.9～27.7	≥27.8
18.0	≤17.9	18.0～23.9	24.0～27.9	≥28.0	≤17.3	17.4～23.9	24.0～27.9	≥28.0

　　第 2 个指标是腰围和腰围身高比。腰围是一个用于评估腹部囤积脂肪的简单指标。将腰围除以身高（单位相同），会得到腰围占身高的比值。如果这个比值超过 0.5，就说明属于腹型肥胖，具有较大的健康风险。

　　第 3 个是最精准判定肥胖的指标，即体脂肪率。体脂肪率是全身脂肪组织重量占总体重的比值，是评价肥胖的直接指标，需要到专业机构进行检测。单纯体重或者 BMI 的变化，不能反映脂肪的变化。比如运动员，虽然 BMI 较高，但是因为其骨骼与肌肉的占比高，不能判断为肥胖，而是真正的"健壮"或"结实"。

践行园

体重监测

　　要维持健康体重，定期监测非常重要。建议选择精确到 0.1 千克的体重秤为儿童青少年测量体重。每次测量尽量在同一时间点。测量时，尽量做到空腹，排空大小便，脱去鞋帽袜，平稳站立于体重秤上，避免摇晃，不接触其他物品。计算 BMI 需要用到身高，因此建议每次测量体重的同时也测量身高。每年找固定参照物比较身高也是一件很有趣的事。

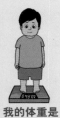

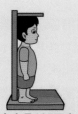

我的体重是
40.6千克

身高是135厘米
也就是1.35米

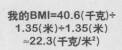

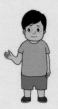

我的BMI=40.6(千克)÷
1.35(米)÷1.35(米)
≈22.3(千克/米²)

身高、体重测量与 BMI 的计算

　　建议制作一个家庭记录表，将每次测量的日期、年龄以及测得的体重、身高和计算出的 BMI 值都记录下来，并进行评价。

家庭 BMI 记录表示例

测量日期	年龄（岁）	体重（千克）	身高（米）	BMI	营养评价
2023.1.1	9	40.6	1.35	22.3	肥胖

三、保持健康体重

　　想要达到并保持健康体重其实并不难。如果坚持"管住嘴、迈开腿"等健康生活方式，让能量的消耗大于能量的摄入，体重就能逐渐减轻，趋于健康状态。"小胖子"也能重获健康体重。

（一）快乐运动，远离屏幕

每天应进行 1 小时以上中等或高等强度的运动。中等和高等强度分别指的是什么呢？

中等强度运动：让你少量出汗、略微气喘，活动的同时可以完整地说一句话，但不能唱歌。

高等强度运动：活动时大汗淋漓，很吃力，不能说话，也不能唱歌。可以一次完成 1 小时的运动，也可以分几次进行，但是每次运动时间最好达到 10 分钟以上。

电脑、手机、平板电脑等电子产品已经逐渐成为很多人获取信息、进行社交与娱乐活动的重要工具。但是较长的电子产品使用时间不仅会减少运动时间，也会使零食摄入量增加，还会导致近视、肥胖等诸多问题。因此建议每天的视屏时间不超过 2 小时，上学日视屏时间建议少于 1 小时。

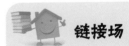

链接场

减少视屏时间小妙招

❀ 设定时间。用闹钟设定看屏幕的时间，时间一到，自觉放下手中的手机、平板电脑，关掉电视。

❀ 用运动来放松。丰富多彩的运动能够很好地起到放松、娱乐的作用，可以约上小伙伴们一起踢踢足球、跳跳绳、跑跑步。这样既减少了视屏时间，还能完成每天的运动目标！

（二）营养均衡，远离高能量的食物和饮料

根据中国居民平衡膳食宝塔，可以把每天吃的食物分为 5 类：谷物和薯类、蔬菜和水果、动物性食物、奶类和豆类和纯能量食物。

中国居民平衡膳食宝塔(2022)
Chinese Food Guide Pagoda(2022)

盐	<5克
油	25~30克
奶及奶制品	300~500克
大豆及坚果类	25~35克
动物性食物	120~200克
——每周至少2次水产品	
——每天一个鸡蛋	
蔬菜类	300~500克
水果类	200~350克
谷类	200~300克
——全谷物和杂豆	50~150克
薯类	50~100克
水	1500~1700毫升

每天活动6000步

中国营养学会 2022 年发布的平衡膳食宝塔

谷物就是平常说的"五谷杂粮"，包括大米、白面等细粮和小米、燕麦等粗粮。薯类则包括土豆、地瓜等根茎类作物。谷物和薯类都是日常饮食中很重要的部分，是每日能量的主要来源。要做到平均每天 3 种、每周 5 种以上的谷薯类及杂豆类食物的摄入，注意粗细搭配。

蔬菜和水果是多种维生素、矿物质及其他营养物质的主要来源，对健康十分重要。蔬菜和水果的营养价值不完全相同，它们

不能互相替代。我们每天应该吃 2～3 个普通成年人拳头大小的蔬菜，重量为 300～500 克。同时，每天还应该吃 2～3 个普通成年人拳头大小的水果，重量为 200～350 克。

动物性食物主要包括禽肉（鸡、鸭等）、畜肉（猪、牛、羊等）、水产品（鱼、虾等），它们是优质蛋白和矿物质（如铁、锌）的良好来源。但是如果摄入太多，不仅容易引起体重增长过快，还会造成胆固醇过高，引起心血管疾病。推荐每天吃 1 份肉，重量在 80～110 克，相当于 1 个成年人手掌心（不包括手指）的大小及厚度。如果平时运动量较大（每天运动 1 小时以上），可以适量多吃肉，但每天不超过 2 份。

奶类除了不含有膳食纤维，几乎含有人体所需要的全部营养素，是儿童青少年极好的营养食品，推荐每天喝 300 克（毫升）左右的奶。

纯能量食物包括油脂类（食用油、奶油、沙拉酱）、淀粉、食用糖和酒类。我们平时吃的花生油、豆油等都含有大量脂肪，吃多了很容易变胖。建议每人每天食用油摄入量为 25～30 克。

链接场

如何做到不过量饮食

❀ 三餐不吃撑，早餐优先行。不吃早餐，上午第三、四节课就容易觉得饿，导致注意力下降，上课打瞌睡，而且到了中午会觉得很饿，容易吃得更多，造成一天总的能量摄入比吃早餐的人更多！

❀ 吃饭要慢嚼，饱了早知道。吃得太快，大脑就来不及传出"我吃饱了"的信号，一不小心就吃撑了。

> ❀少去餐馆吃，点菜要"慧"选。通常餐馆饭菜中的油盐较多，能量高。如果外出就餐，也要智慧点菜，选择一些口味相对清淡（少油少盐）的菜品。

面对含糖饮料和高能量食物，要学会说"不"。含糖饮料包括汽水、果汁饮料、茶饮料、奶饮料、运动饮料等。它们是儿童青少年们的"甜蜜敌人"，不仅会导致龋齿，而且会影响身体对其他营养成分的吸收，导致营养不良。此外，喝含糖饮料还会使能量摄入增加，容易使人变成"小胖子"。口渴的时候最好的饮料是白开水，它不含任何能量，而且能够运输身体需要的养分，排出废物，提高人体免疫力。建议每天喝 800 ～ 1400 毫升白开水。

高能量食物包括高脂肪食物（炸鸡腿、炸薯条、汉堡包、炸鸡柳、炸小黄鱼、油条等）、不健康零食（糖果、巧克力、薯片、冰淇淋）等。不想成为"小胖子"，就要避免摄入过多高能量食物。

在日常生活中养成良好的饮食习惯和爱好运动的生活习惯，将控制饮食与增加运动相结合，持之以恒，才能长期保持健康体重。

践行园

识别含糖饮料

含糖饮料是超重肥胖的重要"帮凶"。学会看饮料的营养标签，就能识别含糖饮料。如果营养标签中明确标出糖的含量，或者"碳水化合物"对应的数字大于0，那么这种饮料就属于含糖饮料。现在市面上卖的饮料，大约95%都是含糖饮料。

请收集家里或者超市里常见饮料的营养标签，看看哪些是含糖饮料，并对含糖饮料的含糖量进行排序。知道了哪些是含糖饮料，在今后的生活中就要少喝哦。

含糖饮料列表

饮料品牌和名称	糖或碳水化合物含量（克/100毫升）	我的喜爱程度（1～10分，10分表示非常喜爱）
×××牌苹果汁	6.8	8

营养成分表

项目	每100毫升	营养素参考值（%）
能量	68千焦	1%
蛋白质	0克	0%
脂肪	0克	0%
碳水化合物	4.0克	1%
——糖	4.0克	
钠	22毫克	1%

某茶饮料的营养标签

营养成分表

项目	每100毫升	营养素参考值（%）
能量	180千焦	2%
蛋白质	0克	0%
脂肪	0克	0%
碳水化合物	10.6克	4%
——糖	10.6克	
钠	12毫克	1%

某碳酸饮料的营养标签

识别饮料营养标签

第三节　青春期保健

导读台

- 青春期指的是哪一段时间？
- 青春期人体在生理上主要会发生哪些变化？
- 如何进行青春期保健并应对青春期出现的生理问题？
- 青春期在心理上有什么特点？青春期的孩子一定会叛逆吗？
- 如何帮助儿童青少年平稳、愉快地度过青春期？

知识窗

一、认识青春期

（一）青春期定义和时间界定

青春期是指儿童逐渐发育成为成年人的过渡时期，一般在 10～20 岁，是生长发育和心理成熟的关键阶段。女孩青春期开始早于男孩，一般在 9～10 岁进入青春期，男孩在 11～12 岁进入青春期。青春期最早的表现是生长突增，即身高增长速度明显加快，也就是俗话说的"窜个子"。青春中期的主要表现是性发育逐渐成熟，女孩出现月经初潮，男孩出现遗精。青春期终止的标志是骨骺线闭合，就是长骨两端的软骨钙化，长骨不再增长，身高增长也就基本停止了。

（二）青春期生理主要变化及其特点

青春期是生长和发育发生重要变化的时期。儿童青少年的身体变化主要表现在以下三个方面。

1. 生长突增，身体形态急剧变化　进入青春期，生长发育明显加速，在身高、体重、胸围等方面均有极大增长，是增长最快的时期。

2. 性功能发育成熟，第二性征出现　进入青春期以后，受性腺分泌的性激素影响，第一、二性征开始发育并逐步走向成熟，出现一系列与性别有关的特征。

第一性征是指由两性性染色体不同造成的生殖器官结构方面的差异，是男女性别最根本的标志，又称主性征。进入青春期后，生殖器官和性功能迅速发育，从不具有生育能力逐步走向性成熟，即男性睾丸和女性卵巢逐步发育成熟。

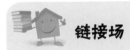

链接场

性染色体

染色体是细胞核中重要的遗传物质。人体共有23对染色体，其中22对为常染色体，第23对为性染色体。目前已知人类有 X 和 Y 两种性染色体，女性的两条性染色体，大小与形态完全相同，称为 XX 染色体。男性的一条性染色体与 X 相同，另一条则小得多，称 Y 染色体，即 XY 染色体。

——陶芳标，《儿童少年卫生学（第 8 版）》，2017

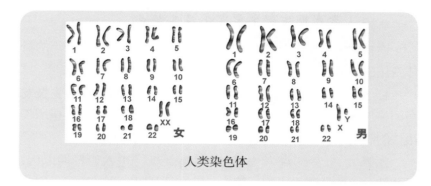

人类染色体

第二性征是指除生殖器官之外，受性激素影响而产生的与性别有关的外形特征，又称副性征。第二性征在进入青春期后才出现，即男女从体态方面表现出的差异。

男孩进入青春期后，在雄激素作用下，颈部正中长出喉结，阴部、腋下长出阴毛和腋毛，声调开始变粗，发音浑厚低沉，胡须也逐渐长出，乳晕区皮肤变黑，骨骼变粗壮，肌肉逐渐发达，皮脂腺分泌增加，出现男性气质。

女孩进入青春期后，在雌激素作用下，乳房开始逐渐发育，乳晕增大，乳头凸起，乳房隆起如小丘状，阴毛、腋毛逐渐长出，说话嗓音变细变高，骨盆横径的发育大于前后径的发育，盆骨和臀围开始增大，胸、肩、臀部的皮下脂肪增多，臀部变圆，显现女性特有的体态。

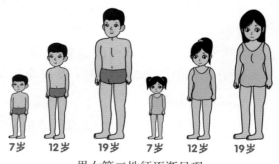

7岁   12岁   19岁   7岁   12岁   19岁

男女第二性征逐渐显现

践行园

在青春期，男生、女生会出现一些相同的变化，也会出现一些不同的变化。对于下列与性发育相关的变化，请按照男生、女生和男生女生都有三种情况进行归类，填入下表。

青春期变化：睾丸增大、乳房发育、独立意识、生长突增、体毛生长、月经初潮、出现遗精、阴茎增大、冒出胡须、声音变细、骨盆变宽、声音变粗、出现喉结、长青春痘

男生	女生	男生女生都有

参考答案：

男生	女生	男生女生都有
睾丸增大	乳房发育	独立意识
出现遗精	月经初潮	生长突增
阴茎增大	声音变细	体毛生长
冒出胡须	骨盆变宽	长青春痘
声音变粗		
出现喉结		

3. **身体功能与身体素质方面** 青春期开始后，身体内部各器官迅速发育，功能显著增强。至青春期末，各器官系统功能逐步完善，身体功能趋于成熟。男女出现身体素质方面的差异。

二、青春期生理问题的应对与保健

（一）变声期保健

青春期儿童声带和喉腔的软骨发生变化，童声消失，男生声音变得比较粗重，女生声音变得比较细尖。男生变声一般从13岁左右开始，大多数18岁完成。女生一般在13～15岁，最迟到16岁左右完成。有些男生变声强烈，以致一度出现破裂嘶哑，甚至发出假声。这只是暂时现象，当喉部发育完善后，声音就会恢复正常。一定要做好变声期的保健，否则声音就会变沙哑。

1. 不吃或少吃辛辣与油腻食物，不吸烟，不喝酒。

2. 一旦声音变嘶哑，应立即多休息、少说话，切忌大声说话或喊叫。

3. 日常坚持体育锻炼，提高身体免疫力，做好上呼吸道感染的预防和治疗。

链接场

性激素

人体性激素是由人体的性腺合成并分泌的一类脂类物质，具有促进性器官成熟、第二性征发育和维持性功能等作用。女性卵巢主要分泌雌激素和孕激素两种雌性激素。男性睾丸主要分泌睾酮为主的雄性激素。

在我们生活的环境中也存在一类可能干扰人体正

常内分泌物质合成、释放、运输、代谢的环境雌激素，比如来自于工业、农药污染的二噁英、多氯联苯、双酚等物质。这些物质可能造成男性女性化和女童早熟等问题。

——陶芳标，《儿童少年卫生学（第 8 版）》，2017

（二）月经期保健

女生青春期的一个显著标志就是月经。大多数人行经时间是 4～5 天，也有少数人是 1～2 天或者 7～8 天，每个人的情况都有所不同，只要月经有规律，就不用担心。月经期间的保健非常重要。

1. 保护好嗓子。月经期间声带轻度水肿，应注意保护好嗓子以防造成永久性伤害。

2. 月经期间一定不要坐浴、盆浴和游泳，以防生殖器官发炎。

3. 月经期间要穿宽松、舒适的衣裤，以防影响血液循环或引发疾病。

4. 月经期间适量运动可以缓解痛经症状，如做瑜伽、散步等，但不宜做剧烈运动。

5. 用温水清洗阴部，但不要用沐浴液，或反复清洗阴部，以防导致瘙痒等。

痛经是青春期女生常见的一种现象，但不是所有女生都会痛经。一般发生在月经前 1～2 天，月经过后自行消失。痛经严重时，会面色苍白，出冷汗，全身无力，甚至晕厥，影响正常学习和生活。

预防与应对方法为：保持心情舒畅，避免因过度紧张而加重痛经症状；平时不要着凉，月经前一周避免吃生冷食物；月经期间用红糖和姜煮水喝，在脐下方贴暖贴以保暖。如果痛经严重，应及时就医。

践行园

月经是每一个女孩发育成熟的重要标志，请妈妈跟自己的女儿一起聊一聊月经的话题，内容可以包括月经初潮的年龄、经期卫生保健知识、社会文化中对于月经的积极或消极认识等。

（三）青春期乳房保健

丰满的乳房是女性的第二性征。为保证乳房的健美，在青春期乳房发育过程中要注意做好乳房的保健。

1. 乳房发育过程伴有胀痛，属正常生理现象，不必做特殊处理。

2. 穿戴合适的胸罩。选择适合自己的型号，不要穿着紧身或者束胸内衣，以防血液循环不畅，引起乳房胀痛不适或发育不良。内衣应以透气纯棉材质为主，要选择里料为天然棉布的类型。

3. 多吃牛奶、鸡蛋、鱼等蛋白质含量高的食物及新鲜水果、蔬菜。偏食、挑食都不利于乳房发育。

（四）正确认识自慰

自慰指靠自己的能力来解决性胀满、宣泄性能量，满足自己对性的要求，并从性方面获得快感和慰藉，是常见的、健康的满足自己性需求的一种行为。但是，如果出现过度自慰或成瘾则会对身体造成伤害。是否过度，主要是以对自己身体的影响来判断。过度自慰的表现是疲乏、记忆力下降、感觉身体像被掏空一样等。为避免过度自慰应做到不穿紧身裤，脱离能够引起自慰的环境，培养积极的兴趣爱好，坚持体育锻炼。

预防过度自慰，可采取下列方法调理。

1. 消除紧张心理，保持愉快情绪，顺其自然，一段时间后，状况就会好转。

2. 调整睡眠习惯，做到生活起居有规律。衣裤宽松，被子不厚重；两手避免放置在生殖器部位；养成侧卧睡眠的习惯，不要俯卧位睡眠；晚餐不要过饱。

3. 不看色情淫秽书刊、网页、影视音像制品，不玩弄生殖器等。

4. 积极参加各类文体活动，培养有益的兴趣爱好，坚持每天锻炼。

5. 养成良好的卫生习惯，经常清洗外生殖器，清除包皮垢，勤换洗内裤。

（五）痤疮预防

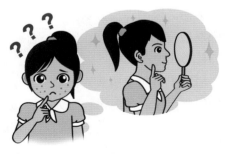

青春痘不烦恼

痤疮又称粉刺、青春痘。青春期性激素大量分泌，刺激皮脂腺分泌旺盛，分泌物排出不畅，堵塞压迫毛囊使之破裂，皮脂及其分解物刺激组织发生炎症反应导致痤疮。据统计，85% 的 12 ～ 24 岁青少年都曾患过痤疮。痤疮在社交、心理情绪等方面会产生严重影响。因此，进入青春期后，应了解痤疮的预防方法。

1. 保持面部皮肤清洁，温水洗脸，选用硫磺皂或没有刺激性的中性洗面奶。

2. 不用手或其他工具去抠、挤、挑刺痘痘，以免局部感染，留下瘢痕。

3. 饮食宜清淡，少吃脂肪、糖、辛辣和刺激性食物，多吃新鲜蔬菜和水果。

4. 注重日常生活方式。生活规律，每天运动，保证睡眠充足，喝白开水，不喝茶、咖啡、酒及含酒精饮料，禁烟，大便通畅。

5. 避免精神紧张，保持乐观、自信的稳定情绪，多听优美的音乐。

（六）包皮过长和包茎

包皮过长和包茎是男性青少年比较常见的问题，主要影响包皮和龟头之间的清洁。因为包皮分泌的包皮垢容易滋生细菌，若不及时清洗会引发包皮和龟头发炎，出现局部红肿、痒或疼痛的症状，时间一长易形成结石。

青春期后，包皮不再包裹龟头为正常，如龟头仍不能部分或完全显露，则为包皮过长。包皮过长分为真性包皮过长和假性包皮过长。假性包皮过长是指自然状态下阴茎头不能完全外露，但在阴茎勃起后龟头可以完全外露。真性包皮过长则是阴茎勃起后，龟头仍然无法外露或只能部分外露。

包茎是指包皮口狭窄或包皮内板与龟头部粘连，使包皮不能上翻及龟头部无法外露的情况。13 ～ 14 岁后，包皮口仍狭窄者及成人包茎患者都应及时治疗。

包皮环切术是目前治疗包皮过长和包茎的主要手段。出现此类问题，应到医院检查与治疗。

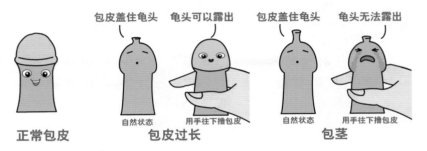

包皮过长和包茎

（七）避免非意愿怀孕

非意愿怀孕将对青少年身心健康造成极大的伤害，同时也会引发许多社会问题。生活中应极力避免非意愿怀孕发生。

1. 树立正确性道德观念，遵守性道德规范，抵制性诱惑，约束自己的性行为。

2. 正确认识性冲动，学会增强自制力、转移注意力以抵制外界诱惑、弱化冲动。

3. 自尊自爱，理智从事，做到理智、情感与行为的高度统一。

4. 学会自我保护，遭遇意外时要会求助。要学会科学避孕，免受伤害。

践行园

根据世界卫生组织的数据，每年全球约有2100万名15～19岁的女孩意外怀孕，其中约有560万人选择人工流产。请大致列出人工流产可能会给女孩造成的身心伤害。

参考答案：

会有剧烈的疼痛，可能形成瘢痕子宫影响后续怀孕，造成生殖道感染，带来心理压力和精神紧张等。

三、青春期心理特点与易出现的问题

（一）青春期心理特点

不知什么时候起，家长会突然发现孩子出现了一系列不同以往的举动：日记不再随便给父母看了；不再乖乖地听父母的话，有时候甚至表现出不耐烦；对父母的思想有时会流露出不屑的神情；和父母的争吵也变得多了起来。很多家长为此感到不解和烦恼。殊不知，儿童青少年也对自己心理上出现的变化手足无措。

其实，这是儿童青少年的青春期到来了。伴随着青春期的到来，他们的心理发生着如下变化。

1.独立性增强　随着自我意识的觉醒，儿童青少年会感觉自己已经长大了，有一种强烈的独立感。在学习和生活上，不再被动地听从父母安排，而是渴望用自己的眼睛看世界，用自己的标准衡量是非曲直。

2. 性意识觉醒　青春期是性心理萌芽期，会对异性产生好奇和眷恋，希望接近异性，开始注意自己的形象，喜欢以特殊的行为来吸引异性注意，特别关注异性对自己的评价。在渴望接近异性的同时，又害怕被别人发现，青春的"小烦恼"随之而来。

3. 情绪两极化　既会为一时的成功而激动不已，也会为小小的失意而抑郁消沉，情绪多变，经常出现莫名的烦恼和焦虑。

4. 心理上"锁"　儿童青少年在情绪管理能力上有一定提高，开始学会掩饰、隐藏自己的真实情绪，表达内敛，出现心理"闭锁"的特点。

5. 内心充满矛盾　青春期是由不成熟向成熟的过渡阶段，内心充满了矛盾与冲突。比如，生理成熟提前和心理成熟滞后的矛盾；独立意识增强与实际能力偏低的矛盾；渴望他人理解，但又心理"闭锁"的矛盾。

6. 情感世界充满风暴，行为易冲动　常常表现出幼稚的感情冲动和短暂的不安定状态，孤独、忧伤、激动、喜悦、愤怒微妙地交织在一起，组成一个强烈、动摇和不协调的情感世界，极易爆发冲动行为。

（二）青春期性意识的发展

美国心理学家赫洛克（E.B. Hunlock）提出青春期性意识的发展可分为以下四个时期。

1. 性抵触期　在青春发育的最初，有一段较短的时期，青少年常常会避开异性同学，女生表现得更为明显。这主要是与生理因素有关。第二性征的出现使男生、女生对自身所发生的变化感到茫然与害羞，本能地对异性疏远，甚至是反感。这一时期大约会持续 1 年。

2. 敬慕长者期　在青春发育的中期，对周围某些在体育、文艺、学识以及外貌上特别出众的人（通常为年长者），青少年常常会产生仰慕爱戴之情，自感在精神上具有共鸣，进而产生仰慕爱戴之情，还会尽量模仿这些长者的言谈举止。

3. 向往异性期　到了青春发育的后期，随着性发育的日渐成熟，青少年常常会对与自己年龄相当的异性产生兴趣，并希望与其有所接触，会在各种场合中，想办法吸引对方的注意。但由于情绪不够稳定，自我意识很强，在接触过程中容易产生冲突，或因琐碎小事争吵甚至绝交，因此交往对象会有所变换。

4. 恋爱期　在这一时期，青春发育已经成熟，达到了成年人的水平，青年人把感情集中寄予在自己钟情的一个异性身上，彼此情投意合，在工作、学习中互相帮助，生活中互相照顾体贴，憧憬婚后的美满生活，并开始为组织未来的家庭做准备工作。这时的青年人对周围环境的注意减少。女青年常充满浪漫的幻想，向往被爱，易于多愁善感。男青年则有强烈爱别人的欲望，往往比较兴奋。

（三）青春期易出现的问题

1. 过度敏感　一些青少年容易情绪反应过激，对教师和家长的批评过分在意，出现情绪低落、自暴自弃等现象。

2. 逆反心理　这是青春期最常见的一种心理问题。在强烈的逆反心理影响下，青少年会形成多疑、孤僻、暴力和偏执的性格。如果放任不理，可能导致病态心理，甚至出现犯罪心理问题。

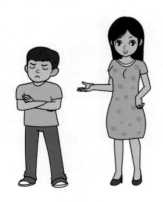

3. 社交恐惧　无法与其他人正常相处，不能融入集体之中，感觉被冷落与孤立。

4. 自卑与傲慢　不能正确评价自

青春期逆反心理

我，评价过低或过高，导致自卑或傲慢心理产生。

5. 学习焦虑 出现学习困难、学习焦虑的心理，产生厌学情绪，严重影响正常学习。

链接场

做好双向沟通

❀更多的是去倾听而不是表达。不要让沟通成为父母的一言堂。

❀孩子有回应后再继续说。父母发出沟通的邀请时，先等待孩子的回应。

❀先回应孩子，再表达想法，让沟通变成真正的倾听——回应式的双向沟通。

❀运用多渠道、多方法（微信、朋友圈、多媒体、新媒体）去沟通。

❀善于运用身体语言。父母的表情、手势往往也能促进高效的双向沟通。

❀必要时求助专业的心理咨询机构。如果心理问题严重或父母不会进行心理疏导，可以求助专业的心理咨询机构来帮忙。

——约翰·科尔曼，《为什么我的青春期孩子不和我说话》，2020

四、青春期心理问题的应对与保健

对于青春期，文学家称之为"人生的花季"，社会学家称之为"多事之秋"，心理学家称之为"狂风暴雨期""心理断乳期""第二反抗期"……这反映了青春期心理问题集中出现的特点。

青春期心理特点与心理问题的背后，是青少年渴望独立、要求自主、发展个性的自我需求，是其不断追求完善人格的积极力量。父母应该用积极的态度、科学的知识、正确的方法引导他们，把"危险期"变成"机遇期"，把"爆发期"变成"创造期"，让青少年享受青春期快乐美好的时光。

（一）作为青春期孩子的父母，应该这样做

1. 找准时机，与孩子适当交流　选择孩子情绪较好、相对放松，且有回应的时候进行交流。

2. 采用有效的沟通方式　沟通时，要避免过于直接或让孩子感到有压力的方式，如直接问作业或成绩问题等。可以从孩子感兴趣的事情、喜好或者当天的新闻谈起，慢慢谈到想谈论的话题。如果孩子坚持不想谈，仍要保持尊重，以免招致对抗。

3. 父母要多分享自己的世界　父母主动分享可以成为孩子学习分享的榜样，使孩子敞开心扉。

4. 做孩子的倾听者　在倾听时，要专注、有同理心并及时而恰当地回应。这样才能获得孩子的信任，使孩子愿意向父母倾诉，父母也才能真正走近并了解孩子。

5. 多在行动上表达对孩子的爱　多用日常行动来表达对孩子的爱，如为孩子准备他（她）喜爱吃的食物，购买他（她）喜欢的小礼物，鼓励他（她）探索自己感兴趣的事情。这样能与

孩子更好地建立关系，最终让沟通变得更容易。

6.善于表扬和鼓励　父母要学会欣赏孩子，学会换个角度看孩子，学会无条件地接纳孩子。表扬孩子时，注意要真诚，实事求是，适时适度，不要夸大，不要过滥。否则很可能事与愿违。

7.学会双向沟通　所谓双向沟通，指的是沟通双方都有机会说话，能感觉到自己被倾听。听与说是平衡的，父母更多时候要做好倾听者。

（二）作为青春期的青少年，应该这样做

1.客观评价自己和他人　不妄自尊大，也不妄自菲薄，看清自己的长处，建立自尊，增强自信。

2.常以积极健康的心态鼓励自己　从学习和生活中体验到更多的成功和快乐，做喜欢的事情，会增加自信，会因看到希望和前途而更加振作。

3.要看到事物的光明面　从积极方面着想，以微笑面对痛苦，以乐观战胜困难。

4.扩大人际交往　置身集体之中，多与人沟通，多与充满正能量的人相处。

5.简化生活　简单、科学规律的生活有利于精力充沛地学习和工作，从而取得成绩和业绩，增加成就感和价值感。

6.学会宣泄　学会多种形式的宣泄方法（诉说、哭泣、参加文体活动、写日记等），消除心理问题，避免抑郁。

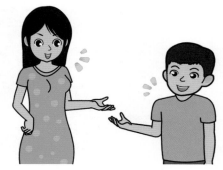

学会倾听，平等交流

参考文献

［1］科尔曼.为什么我的青春期孩子不和我说话［M］.蔺秀云，王晓菁，
刘胜男，译.北京：化学工业出版社，2020.

［2］马军.《儿童青少年脊柱弯曲异常防控技术指南》解读［J］.中国
学校卫生.2022，43（2）：165-170，175.

［3］陶芳标.儿童少年卫生学（第8版）［M］.北京：人民卫生出版社，
2017.

［4］张进辅.青年心理概论［M］.北京：高等教育出版社，2005.

［5］中华人民共和国国家卫生健康委员会.儿童青少年脊柱弯曲异常防
控技术指南［EB/OL］.（2021-11-01）［2022-03-13］http：//www.
nhc.gov.cn/jkj/s5899tg/202111/5579c1240d034ac680a7505994aa082d.
shtml.

第 3 章

坚持健康作息

古人云："日出而作，日落而息。"健康作息是健康生活方式中不可或缺的一环。在本章中，首先讲解坚持规律作息对于健康的重要意义，介绍如何根据大脑活动的特点安排学习和生活，养成规律科学作息习惯的方法。其次讲解睡眠对儿童青少年健康的影响、儿童青少年每天所需的睡眠时长，以及改善睡眠的方法等。最后，将讲解如何对学期中和假期的时间分别进行规划，以帮助儿童青少年科学作息、健康成长、不断进步。

第一节　坚持规律作息

导读台

- 为什么要保持规律的作息？规律作息与健康有怎样的关系？
- 根据大脑的活动特点，应该如何安排学习任务与休息时间？
- 应该养成怎样的作息习惯？

知识窗

作息，顾名思义，就是工作和休息。在实际生活中，作息往往指一天的起居、饮食、活动和休息。早上起床迎接新的一天，白天进行学习、工作以及其他活动，晚上睡觉休息，周而复始，循环往复。这样规律的活动构成了我们每一天的生活。科学规律的作息习惯能够促进健康，反之则会对健康造成损害。

一、规律作息与健康

每到夜晚，我们会感到困意袭来，进入睡眠状态；而到了白天，则会保持清醒状态。人体的这种周期性变化，称为昼夜节律，一个周期约 24 小时。昼夜节律像是体内设置的闹钟，夜晚启动睡眠模式，早晨则敲响警报唤醒人体，因此又称作生物钟。

生物钟对人体生命活动的内在节律进行调控，除了睡眠-觉醒周期以外，还具有调节体温、心率、激素分泌、免疫系统等生理功能，使机体更好地适应夜晚和白天的变化。

睡眠是生物钟调节的最直接体现。如果在应该睡觉的时间不睡觉，即熬夜，白天的学习效率将会降低，长期熬夜还会导致免疫力降低等一系列问题。

饮食也受到生物钟的调节。睡前吃东西容易引起血糖和血脂升高，导致体重增长，还会影响正常睡眠。

思维活动也具有一定的节律。你会发现，早上往往头脑清醒，学习效率高；中午通常会感到困意，需要午休来恢复体力。

我们的日常作息应遵循这样的内在节律：在恰当的时间进行相应的活动，保证生理功能遵循昼夜节律有序运行，使机体处于最佳状态。长期不规律的作息，可能会导致认知功能下降，增加糖尿病、肥胖症、心血管疾病等的患病风险。

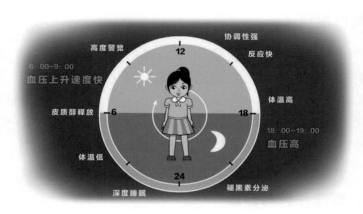

人体生物钟

规律作息对于儿童的健康成长尤为重要。儿童一旦养成规律的作息习惯，会自然而然地在合适的时间进行相应的活动，比如在睡前时间会更加放松、更容易入睡，有助于建立其他健康习惯和养成自律性。反之，如果儿童长期作息不规律，就会对身心成长和成年后的健康产生不利影响。

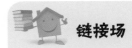

链接场

自然界中的昼夜节律

昼夜节律并非人类独有，而是自然界的普遍规律。几乎每种生物都受到环境光线明暗的调控。植物会在白天伸展枝叶，以更好地接收阳光进行光合作用；到了夜晚则会把叶子合拢，以减少水分蒸发。许多动物和人一样，白天出来活动，夜间休息。而猫头鹰则相反，白天躲在树叶间睡觉，等到夜幕降临才出来觅食。可见，昼夜节律是各类生物适应自然的结果。我们应该顺应大自然的节律，坚持规律作息以维持生物钟的稳定。

——Ahlgren A & Halberg F，*Cycles of Nature. An Introduction to Biological Rhythms*，1990

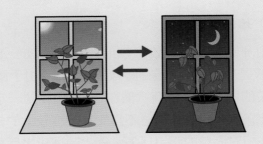

植物的昼夜节律

二、学习安排与大脑活动特点

学习是儿童青少年日常生活中的重要部分，也是家长关注的重点，在一日作息安排中应占据重要位置。怎样才能持续保持良好的学习状态、高效完成学习任务呢？这和大脑的活动特点紧密相关。

在脑力活动过程中，大脑活动具有始动调节、优势法则、保护性抑制、终末激发、镶嵌式活动和动力定型等特点。学习时间和任务的安排应遵循大脑的活动规律。

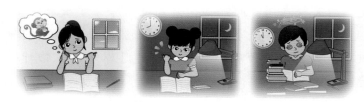

不同学习状态直接影响学习效果

（一）始动调节

学习刚开始时，通常效率较低，需要经过一定的适应过程才能逐渐提高，这个现象称为始动调节。由于脑神经细胞和其他相关的器官组织具有"惰性"，它们需要一定的时间来启动。因此，学习最开始时，不宜安排难度较大的任务，可以先安排一些相对简单的学习任务，等大脑适应之后再逐渐加大难度。

（二）优势法则

经过一段时间学习后，大脑皮质局部形成优势兴奋灶。此时，机体反应处于最佳状态，注意力集中，条件反射形成，学习效率高，学习能力强。这一现象称为优势法则。因此，应把握好学习状态最佳的时间，将重点学习任务或较难的学习任务安排在这段时间里。

（三）保护性抑制

经过一段时间高强度学习之后，大脑神经细胞工作超负荷，工作能力逐渐下降，引起疲劳感。此时大脑会产生保护性抑制，以防能量进一步损耗。这提示我们，学习过程中应适当安排休息时间，当出现学习疲劳时，应及时停下休息，避免大脑过度疲劳造成损伤，甚至出现严重后果。

（四）终末激发

有时候，即将结束学习任务的喜悦心情可引起大脑短暂性兴奋，使学习效率略有回升，这种现象称为终末激发。老师常常会在一节课的最后对本节课内容进行小结，也是依据了大脑活动的这一特点。

（五）镶嵌式活动

大脑皮质的不同区域执行不同任务，虽然大脑的工作状态只能维持一段时间，但处于学习状态的大脑皮质并非全部都处于工作状态。随着学习内容的改变，大脑皮质的各个区域轮流工作和休息，以维持大脑较长时间的运作，这一活动特点称为镶嵌式活动。因此，学校会在一天内安排不同的课程，老师上课时也会安排不同的环节和任务，以减少学生大脑疲劳。

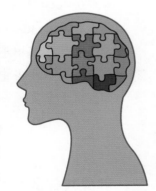

镶嵌式活动

（六）动力定型

学习知识需要反复记忆、多加练习，养成习惯同样需要反复练习。因为神经细胞之间的连接需要多次刺激、不断强化才能形成更精确更恒定的条件反射，即形成动力定型，也就是所谓的"熟能生巧"。例如，在学校时，我们一听到上课铃响，就知道要回到座位、保持安静、集中注意力听课。

践行园

请儿童青少年根据自身的学习情况，与以下科学用脑行为对照并进行判断。如果符合科学用脑行为，请在对应的方框中打"√"。如果不符合，请及时调整，以提高学习效率。

☐知道自己一天当中哪段时间学习效率最高。

☐学习刚开始时，会先安排简单的学习任务，让自己逐渐进入学习状态。

☐每学习 30 ～ 40 分钟会停下休息至少 10 分钟。

☐学习过程中感到疲惫时，会及时停下休息。

☐会在一天当中安排不同的学习任务。

☐对于重要的知识会反复强化。

三、养成规律的作息习惯

对于儿童青少年来说，良好而规律的作息应包括：每天起床和就寝的时间固定，早睡早起；三餐规律，定时定量；在学习时间专心、投入地学习，适当放松休息；定时锻炼。

养成规律且科学合理的作息习惯，有助于儿童青少年健康成长，还会对未来的学习、生活以及工作产生重要影响。年龄越小，可塑性越大，越容易形成习惯。因此，父母应尽早引导孩子养成规律的作息习惯，适当时可辅以奖励机制达到目的。

（一）根据生物钟制定作息安排

作息安排的制定应符合儿童青少年的生物钟，并坚持执行，不宜频繁变动。儿童（尤其是婴幼儿）睡眠时间和生物钟尚未稳固，极易受到外界环境的影响。家长应适应其作息模式，营造良好的睡眠环境以帮助孩子建立稳定的生物钟。而对于青少年，家长需要格外关注其就寝时间。

（二）基于大脑活动特点安排学习时间

在学习刚开始时，安排较为容易的任务，循序渐进，一段时间后再安排较难的任务，充分提高学习效率。在学习过程中，应安排不同的学习内容轮换。还要注意适当穿插休息时间。

（三）在家与在校的作息安排应协调统一

在家与在校的作息安排不宜有过多、过大的变化，否则不利于儿童青少年建立稳定的作息习惯。假期要避免睡懒觉、沉溺网络等行为。

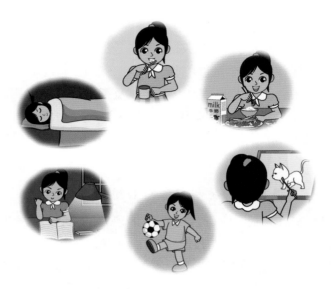

儿童青少年一天的活动

 践行园

　　请按照养成规律作息习惯的要求，分析日常可能出现的行为，判断哪些是应倡导的、哪些是应避免的。得出结论后，对应填入下面的表格。

序号	应倡导的行为	应避免的行为
示例	按大脑活动特点安排学习时间与任务	随机安排学习时间与任务
1		
2		
3		

第二节　睡眠与健康

导读台

- 睡眠的时间和质量会对健康造成哪些影响?
- 中小学生每天应该睡多长时间?
- 影响睡眠的因素有哪些?
- 采用什么措施能够改善睡眠?

知识窗

　　充足而良好的睡眠是儿童青少年健康成长的关键因素。充满朝气和活力、眼神明亮、乐观开朗、学习和运动能力出色、茁壮成长,让孩子保持这样的状态是每位家长的愿望,而这些都和充足且良好的睡眠分不开。

一、睡眠对健康的影响

　　人的一生中大约三分之一的时间用在睡眠上。良好的睡眠会使人在清醒时感到神清气爽、精神抖擞。而睡眠时间长期不足、质量不佳,则会导致身体产生不可逆转的损害。

践行园

请对照以下对中小学生睡眠时间的要求，判断儿童青少年的睡眠时间是否充足、就寝时间是否得当。如果答案为"否"，请及时进行调整。

睡眠时间：小学生的睡眠时间应达到每天 10 小时，初中生应达到 9 小时，高中生应达到 8 小时。

就寝时间：小学生就寝时间一般不晚于 21：20，初中生一般不晚于 22：00，高中生一般不晚于 23：00。

——教育部，《关于进一步加强中小学生睡眠管理工作的通知》，2021

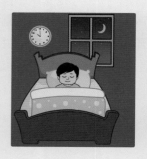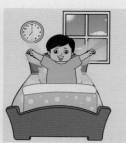

充足的睡眠，焕发的活力

（一）恢复体力和脑力

睡眠可以让身体得到休息，体力得到恢复，大脑得到补偿。在白天，人们大量活动，消耗较多。在睡眠中，人体会调整各项功能，促进人体组织、器官和细胞的生长、修复和优化，使人在清醒时元气满满。

（二）身体的茁壮成长依赖睡眠

在影响身高的外因中，睡眠排名第一，超过运动和饮食。绝大部分的生长激素在睡眠阶段分泌。如果长期睡眠不足或晚睡，儿童青少年会在身高发育方面落后于正常睡眠的同龄人。

（三）保持并提高学习能力

学习和记忆依赖的大脑区域对睡眠十分敏感。在睡眠中，信息通过重新处理形成新的神经联系，提高学习和记忆效果。而如果发现自己无法集中注意力、感知觉迟钝、记忆能力下降、负面情绪增多、创造力和决策力大大减弱等，这些都可能是睡眠不足所导致的。

（四）明亮的眼睛也需要睡眠来护航

视力不良是我国中小学生检出率最高的常见问题，而睡眠时间在 8 小时以上可降低视力不良发生的风险，包括近视、青光眼、眼压增高等。

（五）增强免疫力

良好的睡眠有助于促进人体防御能力、减轻炎症反应。反之，长期睡眠不足或欠佳可引起慢性、全身性的炎症反应，并导致相关疾病的发生，如消化系统疾病、心血管疾病以及中枢神经系统疾病等。长期存在睡眠问题，还会降低疫苗应答，影响生育能力，甚至诱发癌症。

（六）情绪及心理健康也和睡眠关系密切

睡眠充足的儿童青少年往往精神愉悦、更为自信。睡眠不足以及质量欠佳的儿童青少年更容易出现抑郁、焦虑等负面情绪，而这些负面情绪反过来也会影响睡眠。

（七）促进皮肤健康

睡眠充足还能够促进皮肤的修复和新生，使人容光焕发，外表看起来更出色。

 链接场

20世纪60年代，一位名叫兰迪·加德纳的高中生参加了一项科学研究——被剥夺睡眠264小时。在这期间，他出现了一系列问题，包括身体协调性丧失、易怒及产生幻觉。（吉尼斯世界纪录已叫停此类挑战项目，以防挑战者身体健康受损）

——爱丽丝·格雷戈里，《伴你一生的睡眠指导书》，2020

二、影响睡眠时间和质量的因素

影响儿童青少年睡眠的因素众多，每个人要对应自身情况进行具体分析。

（一）课业负担

对儿童青少年来说，特别是刚刚入学或升学的儿童青少年，每天的作业完成习惯和效率直接影响到睡眠时间和质量。如果长期课业负担过重，还会增加心理压力。

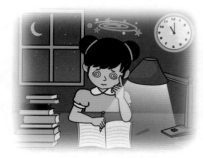

过重的课业负担影响睡眠

（二）心理或精神因素

保持积极健康的心理能够明显提高睡眠质量，伤心、愤怒、害怕、焦虑等情绪则会明显干扰睡眠。完成作业困难，升学、考试、比赛或表演等重大事项临近，遭到欺凌，对外表、身体的变化或对异性等关注过多，以及家庭、校园或社会关系不和谐等，都容易导致心理或精神状态不佳，以致影响睡眠。

（三）行为因素

良好的作息习惯会使人体形成生物调控，使身体保持稳定状态，对睡眠产生良好效应。不良作息则会对睡眠产生负面影响。午睡可以帮助弥补夜间睡眠的不足，但是时间过长则会起反作用。最佳的午睡时间是下午 13:00 ～ 15:00，时长以 30 分钟为宜。

体育锻炼可以从多方面促进身体健康。对于睡眠而言，体育锻炼能够消耗更多能量，缓解压力和焦虑，增加深度睡眠的时间，提高睡眠质量。但要注意避免睡前锻炼。

使用电子产品会使人过于兴奋或沉浸在游戏中，电子屏幕发出的蓝光还会抑制褪黑素分泌，最终影响到睡眠。若睡觉前长时间暴露在蓝光下，则进入深度睡眠状态需要更长时间，消除疲劳状态也需要更长时间。

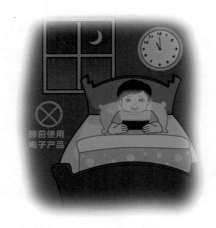

电子产品的不合理使用影响睡眠

（四）饮食因素

睡前饮用热牛奶，可以促进情绪稳定，使人安宁、放松，更容易进入睡眠状态。酒精对睡眠结构和节律具有破坏作用，尽管不同量的酒精对不同人的睡眠作用有所差异，但酒精会抑制深睡眠，促进早醒，减少睡眠时间，降低睡眠质量。睡前饮食过多、日常过多摄入碳酸饮料和快餐食品、暴饮暴食等，都容易导致睡眠问题。

对睡眠有害无益的食物包括含咖啡因的食物（如咖啡、茶）、酒精、辛辣食品、糖以及高糖分食物等。

对睡眠有益的食物包括含有色氨酸的食物（如坚果、鸡蛋）、富含维生素 B_6 的食物（如肝、豆类）等、富含镁的食物（如深绿色多叶蔬菜、全麦）、富含钙的食物（如乳制品、贝类）等。

（五）环境因素

不合时宜的外在刺激，如噪声、强光、极端温度、舒适性差的卧具或过高的海拔等，都不利于睡眠。一同生活的父母或其他家人的睡眠、生活习惯，以及家人间的感情、父母与孩子之间的沟通交流等，也会影响到儿童青少年的睡眠。

 链接场

饮料中的咖啡因含量

咖啡因是一种刺激物，有醒脑作用，能够减少总的睡眠时间，咖啡因的作用时间为 14 小时。这些物质见于咖啡、可可、可乐饮料和某些非处方药中。饮料中的咖啡因估算含量见下表。

饮料名称	含量（毫克）
焙磨咖啡（滤液）	83
速溶咖啡	59
无咖啡因咖啡	3
茶	27
可乐饮品	15
牛奶巧克力（60 毫升）	40
可可（非洲）	6
可可（南非）	42

——王文昭 & 赵瑛，《失眠》，2021

三、改善睡眠的措施和方法

每年 3 月 21 日，即春季的第一天，为"世界睡眠日"。"再苦不能苦孩子，再缺不能缺睡眠"，改善睡眠应从小抓起。儿童青少年应当正确处理睡眠与学习、娱乐等的关系，学会时间管理与情绪控制，在饮食、运动以及环境安排等方面多努力。此外，家长也应当调整自己的习惯，保持规律作息，才能更加有效地帮助孩子改善睡眠。

（一）统筹规划作业，提高完成效率

儿童青少年要学会对作业进行统筹规划、合理安排，保证在就寝时间之前完成。重大活动来临前，要在考试、展示或比赛时间明确后，及早制订复习或练习计划，并按计划完成。可

充分利用在校、在家的时间，提高效率，做到既完成作业，又保证睡眠。

（二）保持心理健康和情绪积极

这方面需要家长和学校共同努力。家长和学校不可一味关注成绩，而应多方面关注儿童青少年，给予儿童青少年充分的尊重，适时沟通交流，了解孩子的注意力集中在哪些事情上、情绪上有何变化。在孩子出现困扰时，及时引导，防止焦虑、悲观等情绪出现。

（三）养成规律的作息习惯

养成规律的作息习惯应做到：早上按时起床，假期亦是；起床后立即唤醒身体，如做操、洗澡等；白天保持脑力活动或体育锻炼，并让自己尽量接触自然光；晚上按时上床睡觉。

（四）每天进行60分钟中、高强度的运动

注意不要在过晚的时间进行，以免扰乱睡眠程序。

（五）保持健康的饮食习惯

日常不要暴饮暴食、挑食偏食。14:00之后，尽量避免摄入咖啡、茶或其他兴奋性物质。晚餐要清淡，不宜吃得过多，选择容易消化的食物。睡前2～3小时不要吃东西。睡前不要食用易产生胃酸的食物，如柑橘类水果、碳酸饮料、巧克力豆等。

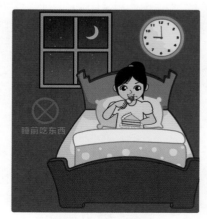

睡前不要吃东西

（六）减少电子产品的使用

临睡前 2 小时内，最好不要使用电子产品，也不要把电子产品带入卧室。平时的娱乐尽量采用非电子产品的形式。

（七）营造舒适的睡眠环境

准备入睡时，卧室越暗越好。如果光线不便调整，可以戴眼罩。为防止白光和蓝光阻断褪黑素的分泌，各类屏幕，如电视、电脑、手机、电子阅读器等，最好全部关闭。卧室的声音最好控制在 40 分贝以下，但也可以利用白噪声软件，播放海浪、下雨等声音，促进快速入睡。通风要良好，温度要适宜（18～20℃）。墙壁宜选用柔和的颜色。卧具选用自己感觉舒适的材质。

（八）睡前放松身心

可以通过按摩、泡澡或冥想等方法放松自我。睡前记录下儿童青少年的想法、活动以及需要完成的任务，也帮助缓解担忧和压力。

（九）家长做榜样

在睡眠行为及习惯上，家长要以身作则，以自身良好的生活习惯带动儿童青少年良好习惯的养成。

（十）寻求专业医生帮助

自我感觉出现睡眠困扰后，如难以入睡、夜间多次醒来等，到医院睡眠科向专业医生求助是最正确的途径。

（十一）不擅自使用助眠类药物

不建议自行服用安眠药等助眠类药物。如出现难以入睡等睡眠障碍问题，首先考虑改变睡眠相关的行为习惯以及改善睡眠环境，无法改善者应到医院向专业医生求助。安眠药的使用需在医生指导下，选择合适的药物进行治疗。

践行园

请从下列选项中，选出不宜在临睡前进行的行为（　　）

A. 调整情绪，保持平静。

B. 进行高强度的体育锻炼。

C. 自行服用安眠药等助眠类药物。

D. 看手机或平板电脑进行娱乐。

E. 进食大量食物。

F. 调暗灯光，放松身心。

参考答案：BCDE

第三节　合理规划作息

导读台

- 什么是合理的作息规划？
- 在校和在家的作息安排原则分别是什么？
- 如何规划在家的作息？

知识窗

一、合理规划作息的原则

保持健康而规律的作息应做到每天起床和就寝的时间固定，最好能早睡早起；三餐规律，定时定量；在学习的时间，专心、投入地学习，适当放松休息；定时锻炼。达到既能完成规定的学习任务、提高学习能力和学习效率，又能保证劳逸结合、促进生长发育和预防疲劳的效果。这不仅仅需要将具体活动安排在适当的时间里，还需要综合考虑孩子各方面的特点，并协调学习、锻炼、爱好等各方面的关系。

合理的作息规划应充分考虑不同年龄段和不同健康状况的儿童青少年的身心特点，根据人体生物钟安排。

学习时间的安排则应根据大脑皮质的功能特点和变化规律，注意学习活动与休息时间的交替，充分提高学习效率。

在校期间以及假期在家都应保持规律的生活作息。学期中的作息安排要在学校既定课程和活动安排的基础上，对课余时间进行统筹规划，按时完成作业，坚持每天锻炼，并保证睡眠。假期在家的作息安排，一方面应利用假期时间调整身心状态，适当放松，为接下来的在校学习蓄积能量；另一方面还要注意尽可能与在校的作息安排相一致，避免打乱原有规律。

此外，制定作息安排，还要考虑各项任务的完成难度，留出可以调整的空间，并设立评价机制，使规划能够得以顺利执行，使儿童青少年养成良好的习惯。

二、合理规划作息的基本方法

合理规划作息需要家长与儿童青少年一起，在完成校内学习任务的基础上，协调安排兴趣爱好、网络使用、健身锻炼等活动的时间。还需要统筹规划好时间，充分利用在校与在家、学期中与假期中的时间，最终实现既完成规定的学习任务，又能满足兴趣爱好的发展，还能使身体得到锻炼。

（一）协调学习与其他活动的安排

学习是日常作息中要重点安排的部分，在一天的学习结束后，或在假期中，儿童青少年可以进行适当的放松及娱乐活动，如聊天、弹琴、绘画、锻炼，观看影视作品等。但要注意控制好时间，以免影响到晚上的正常休息。对于自制力还不足的儿童青少年，家长应严格把控时间。

1. 培养积极健康的兴趣爱好　积极健康的兴趣爱好可以避免儿童青少年沉溺电子游戏、赌博等不利于身心健康的活动，并避免因此影响到作息，还可以丰富课外生活，充实精神世界，帮助儿童青少年在生活中寻找到乐趣和意义。这包括但不限于读书、绘画、运动、弹奏乐器等。家长要尽量为儿童青少年兴趣爱好的养成提供适宜的环境。

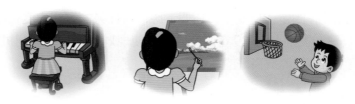

培养积极健康的兴趣爱好

2. 养成正确使用网络资源的习惯 上网及使用电子产品是影响作息习惯的重要因素。在上网和使用电子产品时间以及选择网络资源和信息方面，儿童青少年应正确把握，家长也要给予正确引导，不能无节制地上网或使用电子产品。

目前线上教育应用广泛，除了每天的网络上课时间外，建议不要再增加额外的上网时间。对于线上教育，建议小学生每节课 20 分钟为宜，每天线上学习的总时间不超过 2.5 小时；中学生每节课 30 分钟为宜，每天线上学习的总时间不超过 4 小时。对于非学习目的的上网，建议单次不超过 15 分钟，每天累计不超过 1 小时。年龄越小，连续使用电子产品的时间应越短。上网 30 ～ 40 分钟后，应休息远眺放松 10 分钟，即抬头眺望 6 米外的远处，同时站起来活动一下躯干和四肢。儿童青少年可以通过设置闹钟帮助控制上网时间。

网络资源和信息鱼龙混杂，上网时应选择积极向上、格调健康的正规网站，自觉抵制不良信息。此外还要注意不轻易约会网友、不沉迷网络游戏、保护个人隐私、防止网络诈骗等。家长应以身作则，带头减少使用电子产品，多陪在儿童青少年身边，注重亲子活动。

3. 坚持运动，增加户外活动时间 儿童青少年应坚持每天进行至少 60 分钟中、高强度的运动，家长也应鼓励并带领孩子到户外锻炼，避免久坐在家、静坐少动。可充分利用校园或住所附近的公共设施或健身房等。

践行园

请儿童青少年将自己的日常情况与下面的描述逐条对照。如果符合描述，就在对应的方框里打"√"。如

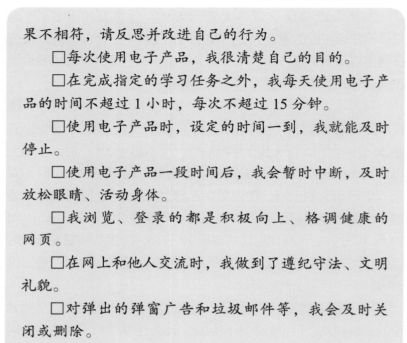

果不相符，请反思并改进自己的行为。

□每次使用电子产品，我很清楚自己的目的。

□在完成指定的学习任务之外，我每天使用电子产品的时间不超过 1 小时，每次不超过 15 分钟。

□使用电子产品时，设定的时间一到，我就能及时停止。

□使用电子产品一段时间后，我会暂时中断，及时放松眼睛、活动身体。

□我浏览、登录的都是积极向上、格调健康的网页。

□在网上和他人交流时，我做到了遵纪守法、文明礼貌。

□对弹出的弹窗广告和垃圾邮件等，我会及时关闭或删除。

（二）统筹规划时间

1. 学期中　要对每天的学习任务和其他活动进行统筹规划，合理分配时间和精力。考试或表演等重大活动来临前，要尽早制定计划，并严格执行。低年级学生需要家长帮助统筹规划。可以充分利用在校、在家的时间，将上课、写作业、锻炼、休息、兴趣活动和娱乐的节奏调整好。保证既能完成任务，又能保证睡眠。

2. 假期中　合理安排假期时间，丰富假期生活。相比于学期中紧张的学习状态，假期的负担会有所减轻。不少儿童青少年一到假期就彻底放松，家长对此要警惕并引导孩子管理假期时间。

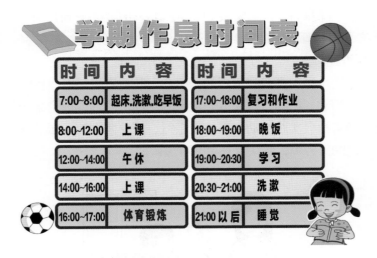

学期作息时间表

时 间	内 容	时 间	内 容
7:00~8:00	起床、洗漱、吃早饭	17:00~18:00	复习和作业
8:00~12:00	上课	18:00~19:00	晚饭
12:00~14:00	午休	19:00~20:30	学习
14:00~16:00	上课	20:30~21:00	洗漱
16:00~17:00	体育锻炼	21:00 以后	睡觉

假期开始时，儿童青少年应及时拟定假期作业的完成计划，按照计划有序完成，避免把作业集中在返校的前几天仓促完成，保证回校后能跟上学习进度。同时也要注意将室内与室外活动、在家与外出旅游相结合，劳逸结合，学习疲劳时要适当休息。

假期中，很多儿童青少年会希望能够好好"补觉"。适当"补觉"有助于抵消平日的劳累，但长时间睡眠会出现"越睡越累"的现象。与此类似，熬夜之后再"补觉"的透支睡眠会引起生物钟紊乱。因此假期还是尽可能保持规律的睡眠，即使白天的时间相对充裕，也不要养成赖床的习惯。特别是假期即将结束的前一两周，就寝时间应逐渐调整至与上学时一致。

假期里还应保持运动，可提前制定锻炼计划，邀请家人、亲友与同学等一同锻炼，充分利用校园或住所附近的公共设施或健身房等。家长也应鼓励并带领孩子到户外锻炼，让孩子亲近阳光和植物、感受自然风光，避免久坐在家、静坐少动。

假期也是提升自身素养的好机会，儿童青少年可有目的地安排某些活动，例如，可完成一定量的阅读、培养或提升某一种技能、参与社会实践活动、去外地旅行、探秘博物馆、帮助家里分担一定的家务等，愉快且充实地度过假期。

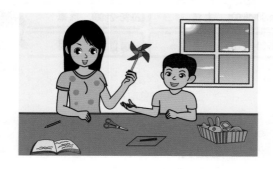

全面学习，提升素养

儿童青少年养成规律作息和良好习惯并不容易，这个过程无法一蹴而就。家长要综合考虑各方面的需求和特点，给予足够的耐心，还要以自身良好的作息带动儿童青少年养成良好的习惯。

链接场

假期时间安排参考

时间段	主要任务	具体内容
阶段一 假期第 1 ~ 2 周	放松为主	• 探亲、旅游、参加夏令营等
阶段二 假期中期	学习为主	• 重点完成假期作业 • 培养或加强兴趣爱好、特长 • 坚持阅读和锻炼 • 力所能及地做些家务等
阶段三 假期最后 1 周	调整为主	• 调整作息时间和心态 • 预习新学期新内容 • 检查假期作业

——中国教育报,《养成好习惯,假期收获多!这份暑假计划请家长收藏》,2021

践行园

请家长和儿童青少年一起,结合具体的学习任务和实际情况,设计专属的学期作息时间表和假期作息时间表,并认真执行。

在设计过程中,注意要让儿童青少年充分参与。在执行过程中,可根据实际需要对原有设计进行适当调整。时间表确定后,家长应引导并督促儿童青少年坚持,必要时可以通过奖励的方式达到目的。

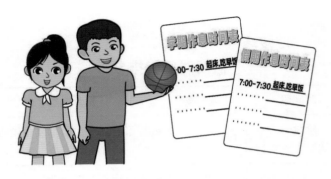

学期、假期作息时间表

参考文献

［1］陶芳标.儿童少年卫生学（第8版）［M］.北京：人民卫生出版社，2017.

［2］王文昭，赵瑛.失眠［M］.北京：中国医药科技出版社，2021.

［3］张斌.睡眠医学新进展［M］.北京：人民卫生出版社，2018.

［4］中华人民共和国教育部.关于进一步加强中小学生睡眠管理工作的通知［EB/OL］.（2021-03-30）［2021-07-31］.http：//www.moe.gov.cn/srcsite/A06/s3321/202104/t20210401_523901.html.

［5］Ahlgren A，Halberg F. Cycles of Nature. An Introduction to Biological Rhythms［M］. Washington DC：National Science Teachers Association，1990.

［6］WHO. WHO guidelines on physical activity and sedentary behavior［R］. Geneva：World Health Organization，2020.

第 4 章

拒绝烟、酒、毒品危害

在心脑血管病、糖尿病、恶性肿瘤等慢性非传染性疾病成为人类主要健康问题的今天，行为和生活方式是影响健康最重要的因素。本章首先介绍烟草、酒精和毒品的主要有害成分及其对健康的影响，然后介绍为什么会有人不顾健康选择这些不良的生活方式，我们应该怎样减少烟草、酒精和毒品对健康的危害。希望每一个人，尤其是儿童青少年，能够掌握良好的生活技能，拒绝和抵制不良诱惑，做自己健康的第一责任人。

第一节　拒绝吸烟

导读台

- 烟草中的有害成分有哪些？
- 吸烟对人体健康会造成哪些危害？
- 如何拒绝并抵制吸烟？怎样避免被动吸烟？
- 如何帮助家人戒烟？

知识窗

众所周知，吸烟严重危害健康。它不仅是引起肺癌、高血压、慢性阻塞性肺病等的主要原因之一，还会导致成瘾性和依赖性。儿童青少年要学会拒绝吸烟，避免被动吸烟，还要学会帮助吸烟的家人尽快戒烟。儿童青少年要做不吸烟的新一代，全社会要为下一代健康成长提供无烟草的清新环境。

一、烟草制品的概念与常见分类

谈到吸烟，首先要知道什么是"烟"，在生活中又有哪些常见的种类。

烟草是茄科烟草属的草本植物，原产于南美洲，卷烟、旱烟、雪茄等均由烟草叶制作而成。烟草制品对人体造成的危害已成为全世界公认的严重公共卫生问题之一。

世界卫生组织将烟草制品定义为"全部或部分由烟叶作为原材料生产的供抽吸、吸吮、咀嚼或鼻吸的制品"。常见的烟草制品有传统烟草制品，如卷烟、水烟、雪茄、烟斗，还有新型烟草制品，如电子烟。无论是哪种"烟"，都包含让人成瘾的尼古丁和其他有害物质。

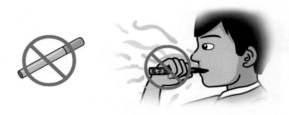

传统烟草制品和新型烟草制品

二、烟草中的有害成分

我们都知道吸烟危害很大，那么烟草中到底含有多少有害成分，又分别是哪些呢？

很多人可能想象不到，烟草燃烧的烟雾中有 7000 余种化学成分，其中主要的有害成分包括至少 70 种致癌物，以及200 余种其他有害物质。烟草中含有的主要有害成分包括以下几种。

（一）尼古丁

尼古丁会提高神经系统的兴奋性，让吸烟者产生依赖，还会使人血管收缩、血压升高、冠状动脉痉挛，诱发心绞痛甚至心肌梗死。

（二）焦油

俗称"烟油子"，由烟草燃烧产生，是引起肺癌的"罪魁祸首"。棕色黏稠，内含多环芳烃、苯并［a］芘等。焦油会明显加重哮喘和其他肺部疾病的症状，还会造成吸烟者的手指和牙齿发黄。

（三）一氧化碳

一氧化碳无色无味，由烟草不完全燃烧产生。它与血红蛋白的结合力比氧气高约 260 倍，能够造成血红蛋白携氧能力下降，导致人体组织缺氧。冬天在封闭的房间内吸一支烟，会使屋内家人血液中的碳氧血红蛋白含量升高 6 倍。

（四）其他有害物质

烟草中还含有甲醛、丙烯醛、氮氧化物、有机农药、放射性物质以及汞、镉等。

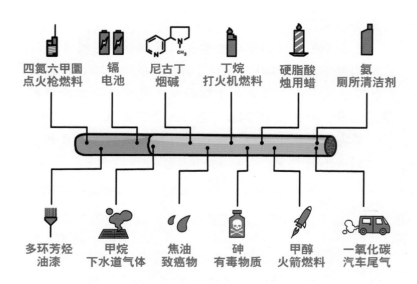

烟草中的有害成分及含有相应成分的物质

三、吸烟对健康的危害

 链接场

重要事实一

烟草每年夺走约 800 万人的生命，其中有 700 多万人缘于直接使用烟草，有大约 120 万人属于接触二手烟的非吸烟者。

——世界卫生组织，《2019 年世卫组织全球烟草流行报告》，2019

重要事实二

过去 5 年我国初中学生尝试吸卷烟和现在吸卷烟的比例明显下降，2019 年相比 2014 年分别下降了 5 个和 2 个百分点，但是尝试电子烟和现在使用电子烟的比例显著上升，分别上升 24.9 个和 1.5 个百分点。

事实上，电子烟和传统烟一样对健康有害，且并不能起到戒烟的作用。

——中国疾病预防控制中心，《2019 年中国中学生烟草调查结果》，2020

每吸一口烟，都会对人体各个部位和器官造成大大小小的伤害，所有类型的烟草都是这样，包括电子烟和水烟。小小一支烟，危害万万千。

（一）吸烟会导致癌症、心血管疾病、呼吸系统疾病等一系列慢性病

吸烟致癌是公认的事实。相比不吸烟者，吸烟者患肺癌的可能性会大大增加，而且患喉癌、膀胱癌、口腔癌、食管癌、胃癌、结肠癌、子宫颈癌等的概率也要高上数倍。

除了让人闻之色变的癌症，吸烟还是高血压、冠心病的主要致病因素之一。相比不吸烟者，吸烟者冠心病发病率要高 3.5 倍，病死率高 6 倍，心肌梗死发病率高 2 ～ 6 倍。

吸烟也是慢性支气管炎、肺气肿和慢性阻塞性肺病的重要致病因素之一。吸烟会引起男性精子密度和活力下降，女性月经紊乱、受孕困难、宫外孕、雌激素低下、骨质疏松及更年期提前等多种健康问题。

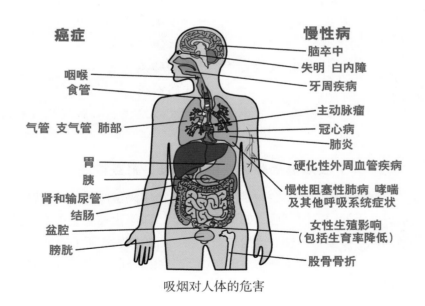

吸烟对人体的危害

践行园

烟草中含有多种有害成分，它们的影响不尽相同。下列烟草主要有害成分分别会对健康造成哪种危害？请连线进行对应。

尼古丁   产生烟草依赖

                       导致组织缺氧

焦 油   诱发肺癌

                       升高血压

一氧化碳   诱发心绞痛和心肌梗死

参考答案：

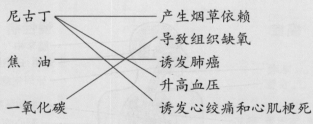

（二）吸烟影响神经系统兴奋性，形成瘾癖

烟草中的尼古丁会刺激神经系统，产生兴奋作用，导致瘾癖形成。吸烟一段时间后，如果停止吸烟，即停止吸入尼古丁，就会出现精神萎靡不振、全身软弱无力、打哈欠、流眼泪等戒断症状，需要更多尼古丁刺激才能过瘾。这就是吸烟者难以戒烟的主要原因。

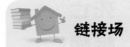

链接场

电子烟同样有害

电子烟是一种电子装置，通过加热液体产生雾气以供吸食。使用电子烟对人体健康同样有害，一方面会增加患心脏病和肺部疾患的风险，对孕妇造成种种危害，并影响腹中胎儿的正常发育；另一方面，同样会导致成瘾性，对儿童青少年尤其严重，还会损害儿童的大脑发育。

——国家卫生健康委员会，《中国吸烟危害健康报告》，2020

（三）吸烟造成的其他危害

1. 吸烟不仅影响自身健康，还会对身边的人造成二手烟、三手烟危害 二手烟是烟草燃烧过程中散发到环境中的烟草烟雾，包括吸烟者吐出的烟雾和烟草燃烧过程中散发到空气中的烟雾，对人群健康危害严重，同样能引起癌症、心血管疾病和呼吸系统疾病等。

三手烟是指附着在室内物体表面（如墙壁、家具和灰尘颗粒）上的残留烟草烟雾，以及从附着物表面上重新释放出来的气体、悬浮颗粒以及与室内空气反应产生的新污染物（如尼古丁和室内空气中的亚硝酸反应生成烟草特有亚硝胺）。一般而言，尽管环境中三手烟浓度比二手烟低不少，但它的暴露时间长，且不易被察觉，因此其危害同样不容小视。

2. 吸烟造成环境污染和能源消耗 烟草大多种植在树

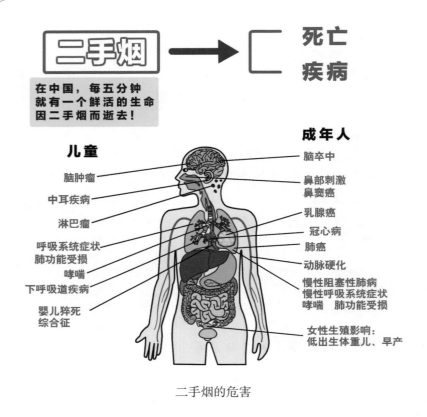

二手烟的危害

木稀疏的半干旱地区，会使土壤板结，让一块丰产的土地变为贫瘠的荒地，破坏土地自然资源系统。全世界每年约有 20 万公顷土地用于种植烟草。据估计，每生产 300 支香烟（大约 1.5 条烟），单单是烤制烟叶就需要消耗一棵树，而全球每年生产约 6 万亿支香烟，对能源的消耗量可想而知。此外，吸烟后产生的烟蒂是一种无法降解的垃圾，也会对环境造成长期污染。

3. 吸烟可能引起火灾，带来直接或间接的经济损失

吸烟容易引发火灾。据统计，全世界每年发生的火灾有 20% 由

吸烟引起，这一数字在我国平均为 6%，有些省、市甚至达到 15% 以上。

吸烟还会造成经济损失。直接损失包括治疗各种吸烟相关疾病的医疗费用支出，间接损失包括因看病产生的交通费、营养费、误工费等，还有吸烟相关疾病导致的过早死亡带来的损失。

链接场

我国烟草导致的经济损失

中国每年有 100 万人死于烟草相关疾病，其中许多人正处于青壮年时期。2014 年，烟草使用给中国造成的经济损失共达 3500 亿元（570 亿美元），是 2000 年的 10 倍。

——世界卫生组织 & 联合国开发计划署，《中国无法承受的代价——烟草流行给中国造成的健康、经济和社会损失》，2017

四、拒绝吸烟，抵制二手烟

（一）不吸第一口烟

点燃香烟的那一刻，也就点燃了死亡的导火索。健康，随烟而逝；病痛，随烟而生。提神不如清茶，消愁不如朋友。选择健康的生活方式，一定要拒绝吸第一口烟。

1. 个人拒绝吸烟的技巧　儿童青少年的行为方式往往容易受同伴影响。如果同伴中有人劝烟，一定要掌握拒绝的技能，坚决不吸第一口烟。

（1）用坚定的声音说"我不吸烟"。

（2）给出拒绝吸烟的理由，如列出吸烟的种种危害，或许会需要重复说"不"。

（3）保证自己言行一致。拒绝吸烟时，表情、身体姿势以及行为都要坚定的表现为"拒绝"。

运用拒绝技能不是一件容易的事。向其他人，尤其是同伴说"不"的时候，儿童青少年可能会遭到一些人的嘲笑或议论。这时，可以向家长或老师求助，这也是非常重要的。

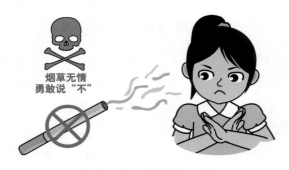

烟草无情，勇敢说"不"

2. 家庭、学校的保护　除了儿童青少年自身的努力之外，家庭、学校也需要共同采取具体措施来帮助他们抵制人生的第一口烟。

家庭措施	❀ 父母不吸烟或戒烟，至少不在儿童青少年面前吸烟 ❀ 家中不要随意摆放烟，减少烟草的可获得性 ❀ 加强家庭健康教育，创建无烟家庭
学校措施	❀ 建立学校控烟制度，创建学校无烟环境 ❀ 加强校园控烟宣传，倡导健康文明的行为习惯 ❀ 严禁校内售卖烟，减少烟草的可获得性 ❀ 学校教职员工不吸烟或戒烟，至少不在学生面前吸烟

践行园

拒绝吸烟要具备良好的生活技能，学会拒绝技巧。当遇到有人邀请你吸烟的情况，请你判断以下做法是否正确？在正确的做法后面打"√"，错误的做法后面打"×"。

1.半推半就地跟对方说："算了，这次我还是不吸了。" （ ）

2.用表情和行动让对方感觉到你肯定不会吸烟。

（ ）

3.跟对方说："你忘记了，老师讲过吸烟不仅可能诱发肺癌，还会产生依赖性。我是肯定不吸的，你也别吸了吧！" （ ）

4.一边接过烟来，一边说："我先收着，一会儿再吸。" （ ）

5.用坚定的语气跟对方说："我不会吸烟的，请你也不要在我面前吸烟，谢谢！" （ ）

参考答案：×，√，√，×，√

（二）避免被动吸烟

世界卫生组织把被动吸烟定义为：不吸烟者在1周内有1天以上的时间，吸入吸烟者呼出的烟雾，每天至少15分钟，包含吸入二手烟或三手烟。

目前，二手烟的危害越来越广为人知，加之二手烟容易被观察到，所以人们对二手烟的警惕在不断提高。三手烟往往不容易被人注意，但事实上三手烟的污染持续时间比一手烟和二手烟长得多，甚至能持续几个月都不消失，会通过呼吸道、消化道吸收及皮肤接触等多种方式危害人体健康。

在日常生活中，我们应该尽力避免二手烟和三手烟的危害。

避免二手烟危害的措施	❦ 远离吸烟者 ❦ 如果家人是吸烟者，劝其立即戒烟 ❦ 不允许任何人在家里或家附近吸烟 ❦ 不允许任何人在自家车内吸烟，就算是车窗摇下来也不行 ❦ 确认所上幼儿园和学校属于无烟环境 ❦ 到禁烟的餐馆、酒店或其他地方食宿、游玩等
避免三手烟危害的措施	❦ 少与吸烟者接触。吸烟者的衣服、皮肤和头发上均有三手烟 ❦ 如果家人是吸烟者，劝其立即戒烟 ❦ 迫不得已与吸烟者共居一室时，应及时开窗通风，或在烟灰缸内放茶叶渣或橘子皮，或点几根蜡烛以消除烟味（蜡烛燃烧时产生的碳可以吸附烟味）

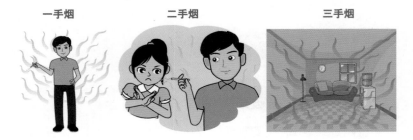

一二三手烟，烟烟都有害

（三）帮助家庭成员戒烟

如果家庭中有吸烟的成员，应该如何帮助他（她）戒烟呢？

建议与吸烟者一起梳理他们吸烟或难以戒烟的原因，并针对每一条原因确定具体的解决措施。

原因	解决措施
社交应酬	❀ 减少不必要的社交和应酬 ❀ 多结交不吸烟的朋友 ❀ 培养更多兴趣爱好，以便轻松找到吸烟之外的共同话题
难下决心	❀ 学习控烟相关知识，了解吸烟的危害 ❀ 定期体检，及时了解身体状况，如有不能吸烟的身体健康问题，如高血压等，应尽早明确 ❀ 家人帮助下定决心
难以坚持	❀ 家人帮助制订戒烟计划，并实施监督 ❀ 制定奖惩措施，及时奖励戒烟行为，促进改变 ❀ 向戒烟热线、门诊等专业医生求助 ❀ 家人要允许并理解戒烟过程中的反复现象，鼓励其坚持戒烟

第二节 拒绝饮酒

导读台

- 饮酒对健康有哪些危害？
- 饮酒会导致哪些安全隐患？
- 如何拒绝饮酒？

知识窗

饮酒行为由来已久，在全球范围内广泛存在，是日常社交的常见方式，甚至还形成了独特的酒文化。但实际上，饮酒对个人健康和社会危害众多。对儿童青少年而言，饮酒不仅会危害他们行为习惯的塑造，还会影响其生长发育和健康以及是非价值观的培养。儿童青少年应该从小拒绝饮酒，父母也应该帮助儿童青少年远离酒精。

一、饮酒对健康的危害

（一）饮酒诱发多种疾病

饮酒是 200 多种疾病和损伤病症的危险因素，包括肝硬化、心血管疾病、糖尿病、癌症等非传染性疾病，以及艾滋病、病毒性肝炎、结核病等传染性疾病。

长期饮酒会形成酒精依赖，而酒精依赖常造成性格改变，还可引起多种精神疾病或病理状态，如抑郁症、躁狂症、恐惧症、焦虑症、精神分裂症，导致暴力或自我伤害，甚至自杀。

长期酗酒会提高脑卒中和猝死的概率，还会影响男性精子的正常形成、造成胎儿畸形，导致不孕。孕妇妊娠期最严重的饮酒合并症是胎儿乙醇综合征，该病是引起新生儿智力迟钝、出生缺陷的三大原因之一。

酒精对我们的五脏六腑有什么影响

脑

一分钟内，有20%的酒精会进入大脑，影响行为、情绪、睡眠

口腔 咽喉 食管

肿瘤发病率增高

肺

呕吐后吸入异物窒息风险增加

心血管系统

心血管扩张
心率加快
血压升高

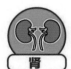

肾

尿液增加
口渴、脱水

肠

肿瘤风险增加

胃

刺激胃酸分泌
诱发溃疡、出血
影响食欲、造成营养不良

肝

酒精性肝炎
脂肪肝
肝硬化

酒精的危害

链接场

饮酒加重全球疾病负担

有害使用酒精是加重全球疾病负担的重要因素，并被列为世界上导致早亡和残疾的第三大风险因素。

全球每年饮酒造成接近300万人死亡，数百万人残疾和健康状况不佳。总体而言，有害使用酒精占全球疾病负担的5.1%，酒精是15～49岁人群过早死亡和残疾的主要风险因素，占该年龄组所有死亡的10%。

——世界卫生组织，*Global strategy to reduce the harmful use of alcohol*，2010；世界卫生组织，*Global status report on alcohol and health 2018*，2018

（二）少量饮酒也会危害健康

不少人觉得少量、适度饮酒对人有好处。但实际上，酒精造成危害没有明确的界限值。只要饮酒，不论多少，都会对人体健康造成短期或长期危害。研究证明，最安全的饮酒量是零。即使是最少量的饮酒，对健康也没有什么好处。

（三）饮酒对儿童青少年的其他危害

儿童青少年饮酒会影响其语言学习能力、视觉–空间处理能力、记忆和注意力，还会干扰中枢神经系统灰质和白质的发育，甚至会影响他们成年后的行为、情绪和学业。

长期过量饮酒可使机体矿物质代谢发生异常变化，导致儿童青少年骨钙量异常，运动能力降低，容易增加发生骨质疏松症的风险，甚至导致骨折，影响生长发育。

父母饮酒会增加儿童青少年饮酒的概率。父母过度饮酒还会使儿童青少年感到抑郁、孤独，甚至会导致儿童青少年学习及品行变差、滥用药物乃至犯罪。

践行园

家庭成员饮酒情况小调查

饮酒有害身心健康，但很多人对自己饮酒的状况却没有清晰的认知。请参考下面的问卷，对每一位家庭成员开展一次小调查。

家庭成员饮酒情况调查问卷

1.您的年龄是 _____ 岁。

2.您有慢性疾病吗？①有（请注明：_____）；②没有。

3.过去 30 天内，您是否饮用过啤酒、果酒（如葡萄酒等）、白酒等酒精饮料？①是；②否（如果选②则结束调查）。

4.过去 30 天内，您的啤酒饮用总量约 _____ 瓶（每瓶为 500 毫升左右，如超过 99 瓶则按 99 瓶计数）。

5.过去 30 天内，您的葡萄酒等果酒饮用总量约 _____ 杯（每杯为 100 毫升左右，如超过 99 杯则按 99 杯计数）。

6.过去 30 天内，您的白酒饮用总量约 _____ 两（1 两为 50 毫升左右，如超过 99 两则按 99 两计数）。

7.过去 30 天内，您饮用过 _____ 次酒精饮料（超过 99 次则按 99 次计数）。

8.过去 30 天内，您有 _____ 回一次饮用酒精饮料超过 3 两（超过 99 回则按 99 回计数）。

二、饮酒造成的安全隐患

除直接损害健康之外，饮酒还会导致多种安全隐患。饮酒者溺水、烧伤、跌倒等意外伤害发生的概率会大大增加，甚至可能导致自杀、聚众斗殴、暴力伤害等严重的社会治安问题。

酒精对交通伤害的发生有重要影响。世界卫生组织的调查显示，50%～60% 的交通事故与酒驾有关，酒驾也被列为车祸致死的主要原因。

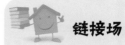 **链接场**

《中华人民共和国道路交通安全法》第九十一条

饮酒后驾驶机动车的，处暂扣六个月机动车驾驶证，并处一千元以上二千元以下罚款。因饮酒后驾驶机动车被处罚，再次饮酒后驾驶机动车的，处十日以下拘留，并处一千元以上二千元以下罚款，吊销机动车驾驶证。

醉酒驾驶机动车的，由公安机关交通管理部门约束至酒醒，吊销机动车驾驶证，依法追究刑事责任；五年内不得重新取得机动车驾驶证。

饮酒后驾驶营运机动车的，处十五日拘留，并处五千元罚款，吊销机动车驾驶证，五年内不得重新取得机动车驾驶证。

醉酒驾驶营运机动车的，由公安机关交通管理部门约束至酒醒，吊销机动车驾驶证，依法追究刑事责任；十年内不得重新取得机动车驾驶证，重新取得机动车驾驶证后，不得驾驶营运机动车。

饮酒后或者醉酒驾驶机动车发生重大交通事故，构成犯罪的，依法追究刑事责任，并由公安机关交通管理部门吊销机动车驾驶证，终生不得重新取得机动车驾驶证。

三、拒绝饮酒

（一）学会拒绝饮酒的技巧

对儿童青少年而言，最重要的是回避那些有可能诱使其饮酒的同伴，远离饮酒场所和场合，坚定地拒绝饮酒的诱惑。如果还有能力，尽量带领他人认识饮酒的危害，让更多人拒绝饮酒。

首先，要识别可能饮酒的场所和场合，尽量远离和回避。饭店、酒吧、歌舞厅、KTV 等娱乐场所以及聚会等场合，都可能有人饮酒。

其次，即使身处其中，也要谨记饮酒的危害，坚决拒绝他人劝酒，不去尝试。

最后，如果有可能，还可以通过举例子的方式告诉身边人饮酒的危害，尤其是妇女、老人，带领大家一起拒绝饮酒，免受其害。

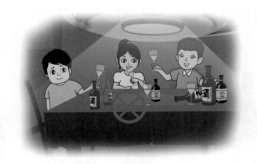

拒绝饮酒

（二）共同采取措施抵制饮酒

个人、家庭、学校等层面都应该采取具体措施来抵制饮酒。

个人措施	✤ 主动学习，了解饮酒的危害 ✤ 遵守学生守则，不去酒吧、KTV 等娱乐场所 ✤ 学习生活技能，学会拒绝技巧，做自己行为的主人，避免不良朋友的影响 ✤ 培养健康的兴趣爱好，多参加集体活动等
家庭措施	✤ 父母戒酒，至少不在儿童青少年面前饮酒 ✤ 家中不要随意摆放酒，减少酒的可获得性 ✤ 加强家庭健康教育，培训健康行为习惯。父母应向孩子教授饮酒的危害，将教育融入到生活中，言传身教，给予儿童青少年支持
学校措施	✤ 加强校园健康宣传，让学生认识饮酒的危害 ✤ 建设心理咨询、辅导机构，缓解学生学习、生活中的压力，开展生活技能培训，加强正面引导 ✤ 严禁校内售卖酒，减少酒的可获得性 ✤ 学校教职员工不饮酒或戒酒，至少不在学生面前饮酒

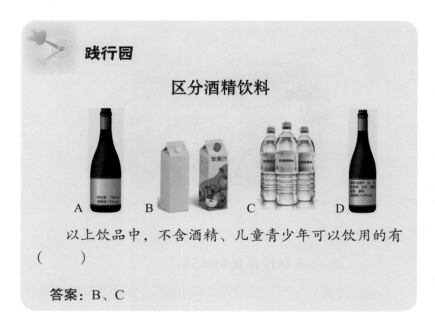

践行园

区分酒精饮料

A　　　B　　　C　　　D.

以上饮品中，不含酒精、儿童青少年可以饮用的有

（　　）

答案：B、C

第三节　拒绝毒品

导读台

- 什么是毒品？常见的毒品有哪些？
- 毒品对个人、家庭和社会有什么危害？
- 家长应该怎样教育儿童青少年拒绝毒品？

知识窗

　　之所以被称为毒品，是因为毒品对我们有百害而无一益，它是健康路上的拦路石、美好生活的终结器，也是人类社会的公害。离毒品近一步，就离幸福远一步。儿童青少年要做到知毒、识毒、远离毒品。

一、什么是毒品

　　《中华人民共和国刑法》规定，毒品是指鸦片、海洛因、甲基苯丙胺（冰毒）、吗啡、大麻、可卡因以及国家规定管制的其他能够使人形成瘾癖的麻醉药品和精神药品。

　　毒品的种类多、范围广，按照不同分类方式可以把毒品分为以下类型。

分类依据	毒品类型	毒品举例
毒品来源	天然毒品	鸦片、大麻、古柯
	半合成毒品	海洛因（4号）、可卡因、吗啡
	合成毒品	冰毒、麻古、K粉、摇头丸
作用效果	兴奋剂	可卡因、摇头丸
	抑制剂	鸦片、海洛因、安定
	致幻剂	K粉、麦角酸二乙酰胺（LSD）
流行时间	传统毒品	鸦片、海洛因、可卡因、大麻
	新型毒品	冰毒、K粉、摇头丸、新精神活性物质

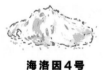

常见毒品的外观

践行园

提高对毒品的警惕力，增强鉴别能力

传统毒品，我们已经有所了解，但是毒品的花样不断翻新，有的甚至包装成饮料或零食的样子，让人们防不胜防，因此必须格外注意。请对以下物品进行判断和识别，然后归类至表格中。

①海洛因　②来历不明的三无"奶茶"　③摇头丸
④K 粉　⑤冰毒　⑥高血压患者服用的降压药
⑦大麻　⑧越吃越上瘾的"跳跳糖"
⑨酒吧里陌生人递过来的"饮料"
⑩肝癌晚期患者镇痛用的药物

毒品	
有可能是毒品	
不属于毒品	

答案：
　毒品：①③④⑤⑦
　有可能是毒品：②⑧⑨
　不属于毒品：⑥⑩

二、毒品的危害

对于个人而言，一旦吸毒如同被恶鬼缠身，很难再摆脱其危害。毒品首先会使人产生依赖，形成瘾癖。同时，毒品对中枢神经系统损害极大，导致出现幻觉、妄想和思维障碍。吸毒者会变成一切围着毒品转的"魔鬼"，性格变得孤僻、冷漠、无情无义，甚至价值观扭曲，丧失自尊，道德沦丧，容易做出令人匪夷所思的危险行为。静脉注射毒品还会导致全身血管系统出现瘢痕硬结，引起心律失常等疾病，还可能导致多种经血液传播的传染性疾病，如艾滋病、病毒性肝炎、细菌性心内膜炎、败血症等，甚至导致死亡。

对于家庭而言，任何一个家庭，只要有一个吸毒者就会变得支离破碎。吸毒者孤僻冷漠、不顾亲情，往往造成家庭关系疏远、破裂。而为了筹集毒资，吸毒者往往不择手段、丧心病狂，还会使家庭陷入经济困境，债台高筑，往往导致妻离子散、家破人亡的悲惨结局。

对于整个社会而言，吸毒者丧失劳动能力，沦为社会负担，造成社会财富的巨大损失和浪费。同时，制毒、贩毒和吸毒等行为还会引发抢劫、盗窃、诈骗、凶杀、卖淫嫖娼等违法犯罪活动，严重威胁群众人身财产安全，扰乱社会治安。

 链接场

向每一位缉毒警察致敬！

禁毒民警是公安队伍里最危险、牺牲最多的警种之一。据公安部通报的数据，2017年至2021年6月，全国有33名禁毒民警牺牲、64名禁毒民警因公负伤。在公安队伍中，涌现出一批英勇奉献、可歌可泣的禁毒英雄。

——陈惊天，《一腔孤勇，天下无毒》，2022年

三、提高拒绝毒品的能力

认识毒品、提高警惕、识别并远离吸毒者，能够帮助儿童青少年免遭毒品危害。同时，家长也要帮助儿童青少年保持身心健康，学会正确处理情绪和心理问题，并构建和谐的家庭氛围，以使儿童青少年远离毒品。

（一）认识毒品

了解各种毒品及其危害，能够提升对毒品的识别能力。儿童青少年千万不要因为无知、好奇而尝试毒品。家长也应该积极搜集相关信息，适时适当地介绍给儿童青少年。如果发现儿童青少年对毒品有错误认识，例如认为吸毒可以减肥，一定要及时纠正。

（二）提高警惕

新型毒品花样翻新，而且吸毒者、贩毒者往往非常狡猾，稍有疏忽和动摇便容易"中招"。儿童青少年一定不要去娱乐场所，注意与陌生人保持距离，不随便接受陌生人给的食物、饮料和烟草制品等。

（三）识别并远离吸毒者

一旦发现身边有吸毒者，儿童青少年要尽早远离。早期的吸毒者从外表上看和常人并没有什么不同，但在心理上其特点突出，且极有可能隐瞒吸毒的危害，劝说身边人一起吸毒。

当遇到有人劝你吸毒时，要态度明确地严词拒绝，不要含糊其辞，给人留有劝解的余地。当然，如果感到可能存在危险，要以生命安全为重，拒绝的言语可以委婉一些，找借口（接电话、上厕所等）尽快离开。

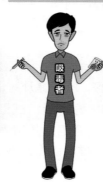

情绪问题：
情绪消极
情绪不稳定
缺乏情绪管理能力

个人性格：
自我中心
被动依赖
缺乏独立性
自私

社会适应：
人际关系紧张
逃避现实
社会适应困难

吸毒者

吸毒的危害

（四）儿童青少年还要注意，遇到心理问题时，切勿尝试用毒品来消愁

毒品不能解决问题，反而会造成更多、更大的麻烦。和父母、老师或同学之间出现分歧或矛盾时，因学习成绩不理想时，感到郁闷、委屈、焦虑等时，可以通过运动、唱歌、写日记、向他人倾诉来纾解，必要时也可以寻求专业心理医生帮助，但是绝不可尝试毒品。

家长也要注意构建和谐的家庭环境，营造稳定、温馨的亲子关系，适当开展家庭集体活动，积极与儿童青少年进行沟通，帮助儿童青少年保持身心健康，不给毒品或引诱吸毒者以可乘之机。

第四节 了解用药知识

导读台

- 平时用药要遵循哪些原则？
- 使用处方药和非处方药分别要注意哪些事项？
- 如何正确选择和使用儿童青少年保健品？

知识窗

　　人吃五谷杂粮，难免生病。生病了，常常需要服用药物。常言道，是药三分毒。只有了解用药知识，学会识别处方药和非处方药，并熟悉其使用注意事项，才能够安全、有效地使用药物，保障自身健康。

一、药物的定义及其使用原则

　　《中华人民共和国药品管理法》对药物的定义是，用于预防、治疗、诊断人的疾病，有目的地调节人的生理机能并规定有适应证或者功能主治、用法和用量的物质，包括中药、化学药和生物制品等。

　　药物关乎生命与健康，如果使用不当，后果不堪设想。儿童青少年一定要学会合理用药。用药时，应在安全性、有效性、经济性三方面遵循以下原则。

（一）安全性

用药的首要原则是安全。在获得最大治疗效果的同时，要把治疗风险降到最低。购药、服药、换药等都要注意安全性。

1. 要到正规医院或正规药店购买药物，并确保药物在有效期内。判断药店是否正规，可以看药店是否具有《药品经营许可证》和《营业执照》，药品是否产自正规厂家。判断药物是否在有效期内，可以通过药物包装盒上的标签判断。

【产品批号】 1235577890
【生产日期】 2019/09/07
【有效期】至 2021/09/06

可使用至 2021/09/05

药物生产日期及有效期

2. 用药之前必须认真阅读"用药说明书"，了解药物的毒副作用、不良反应和禁忌证等。

穿心莲内酯分散片
Chuanxinlian Neizhi Fensanpian

说明书

请仔细阅读说明书并在医生指导下使用

【药品名称】通用名称：穿心莲内酯分散片
汉语拼音：Chuanxinlian Neizhi Fensanpian
【成　　分】穿心莲内酯
【性　　状】本品为类白色片，味苦。
【功能主治】清热解毒，抗菌消炎。用于上呼吸道感染，细菌性病疾。
【规　　格】每片含穿心莲内酯50mg。
【用法用量】口服，一次2~3片，一日3~4次。
【不良反应】尚不明确。
【禁　　忌】对本品过敏者禁用。
【注意事项】孕妇慎用。
【临床试验】本品于2006年经国家食品药品监督管理局批准进行过20例人体生物利用度等效性试验。
【贮　　藏】置阴凉（不超过20℃）干燥处保存。
【包　　装】药用铝塑泡罩包装。12片/板，1板/盒；2板/盒；4板/盒。
【有效期】24个月
【执行标准】YBZ0082009
【批准文号】国药准字Z01234567
【生产企业】企业名称：某某制药公司

用药说明书

3. 药物服用方式、剂量都会直接影响疗效和安全性，因此必须按照医生或药师指导服药。尤其是儿童青少年、孕妇、老年人或肝肾疾病患者，更需要特别注意。

由于长期服用药物，人体会逐渐适应药物而产生耐受性，药物疗效减低，以致需要更换药物。更换药物同样必须在医生或药师的指导下进行。

此外，药物的保存也很重要，必须严格按照说明书贮藏要求存放药物。注意避免儿童或老人误食。

 链接场

药品包装应当按照规定印有或者贴有标签并附有说明书。

标签或者说明书应当注明药品的通用名称、成分、规格、上市许可持有人及其地址、生产企业及其地址、批准文号、产品批号、生产日期、有效期、适应证或者功能主治、用法、用量、禁忌、不良反应和注意事项。标签、说明书中的文字应当清晰，生产日期、有效期等事项应当显著标注，容易辨识。

麻醉药品、精神药品、医疗用毒性药品、放射性药品、外用药品和非处方药的标签、说明书，应当印有规定的标志。

——《中华人民共和国药品管理法》，2019

践行园

学会判断药物是否可以使用

1. 小丽 11 岁，体重 30 kg。2021 年 7 月 3 日，小丽打喷嚏、流鼻涕，体温 38.2℃。小丽爸爸从家庭药箱中找到一盒小儿氨酚黄那敏颗粒，阅读完药品说明书（如下）后，爸爸判断小丽可以服用这种药。爸爸的判断正确吗？为什么？如果正确，小丽的服用剂量应该是多少？

2. 3 个月后，小丽又出现了打喷嚏、流鼻涕等症状，体温 38.7℃。妈妈又拿出了那盒小儿氨酚黄那敏颗粒，却认为小丽不能再服用这盒药，请说说这是为什么。

特别说明： 小儿氨酚黄那敏颗粒为非处方药，但是儿童也不能自行服用，必须在成人监护下使用。

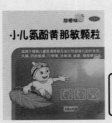

【产品批号】	1235577890
【生产日期】	2019/09/07
【有效期】至	2021/09/06

小儿氨酚黄那敏颗粒使用说明书

【成分】本品为非处方药复方制剂，每袋含对乙酰氨基酚 125 毫克，马来酸氯苯那敏 0.5 毫克，人工牛黄

5毫克。辅料为：糊精、枸橼酸、香精、蔗糖。

【规　格】每袋含对乙酰氨基酚125毫克、马来酸氯苯那敏0.5毫克、人工牛黄5毫克。

【包　装】复合膜包装，10袋/盒。

【作用机理】对乙酰氨基酚能抑制前列腺素合成，有解热镇痛作用；马来酸氯苯那敏为抗组胺药，能减轻流涕、鼻塞、打喷嚏症状；人工牛黄具有解热、镇惊作用。

【适 应 证】适用于缓解儿童普通感冒及流行性感冒引起的发热、头痛、四肢酸痛、打喷嚏、流鼻涕、鼻塞、咽痛等症状。

【贮　藏】密封，在阴凉（不超过20℃）干燥处保存。

【有 效 期】24个月。

【用法用量】温水冲服。儿童用量见下表。

年龄（岁）	体重（公斤）	一次用量（袋）	一日次数
1～3	10～15	0.5～1	一日3次，温水冲服
4～6	16～21	1～1.5	一日3次，温水冲服
7～9	22～27	1.5～2	一日3次，温水冲服
10～12	28～32	2～2.5	一日3次，温水冲服

【不良反应】有时有轻度头晕、乏力、恶心、上腹不适、口干、食欲缺乏和皮疹等，可自行恢复。

【禁　忌】严重肝肾功能不全者禁用。

参考答案：

1. 正确，药物在保质期内，可以服用。一次服用剂量应该为 2 ～ 2.5 袋，每日 3 次，温水冲服。

2. 药物已过保质期，不能服用。

（二）有效性

使用药物的目的是为了根除病源、治愈疾病、延缓疾病进程、缓解临床症状、预防疾病发生、调节人体生理机能。服药方式和剂量不仅会影响到安全性，还会影响到有效性，必须按照医生或药师指导进行。如果不是为了以上医疗目的使用药物，就属于药物滥用，危害性较大，不亚于毒品。

（三）经济性

药物并不是越贵越好。如果能够用最基础的药物达到治疗效果，就没有必要用更新、更贵的药物。能不用就不用，能少用就少用，能口服就不注射，能用基础药物就不用高档药物，这也是用药需要遵循的原则。例如，如果确诊为普通感冒，只要注意休息、多喝热水、保持口腔和鼻腔清洁、开窗通风，一般 1 周左右就会痊愈，不需要使用抗生素，更不用输液。

二、处方药与非处方药

根据药物使用管理规定，药物被分为处方药和非处方药。

（一）处方药（Rx）

处方药指必须凭执业医师处方才可调配、购买和使用的药

品。目前，大部分药品都属于处方
药，如所有的注射剂、抗菌药物、毒
麻药品等。

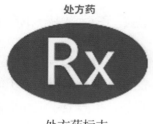

处方药

处方药标志

这些药物通常毒副作用较大，或
属于新药上市、毒副作用还需要进一
步观察的药物，同时可能产生依赖
性，因此必须凭执业医师的处方才能
购买并使用。

我国法律规定，处方药只能在专业性医药报刊进行广告
宣传。

（二）非处方药（OTC）

非处方药指不需要凭执业医师处方即可自行判断、购买和使
用的药物。这些药物通常临床应用时间较长，药效明确，不良反
应较少。

根据安全性，非处方药又分为甲类和乙类两种。甲类非处方
药包装盒上"OTC"标志的底色为红色，只能在具有《药品经营
许可证》并配有执业药师或药师以上药学专业人员的社会药店、
医疗机构药房购买。乙类非处方药包装盒上"OTC"标志的底色
为绿色，除社会药店和医疗机构药房外，还可以在经过批准的普
通商业企业零售。

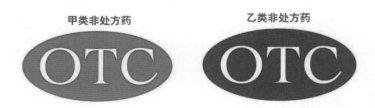

甲类非处方药　　　　　乙类非处方药

非处方药标志

三、正确选择和使用保健品

保健品是保健食品的简称，是食品的一种，具有一般食品的共性，能调节人体机能，适用于特定人群，但不以治疗疾病为目的。世界卫生组织把保健品分为营养型（蜂王浆、花粉、维生素、葡萄糖等）、强化型（钙、铁、锌、硒等微量元素）、功能型（深海鱼油、甲壳素、卵磷脂等）和机能因子型（食用菌、番茄红素、茶多酚等）四类。

选择使用保健品时，要注意以下几点：

1. 保健品不是药品，可以调节生理机能，但对疾病预防和治疗效果不大。

2. 要注意查看卫生部门批准生产的标志和批号。国产保健品批号为"卫食健字第 X 号"或者"国食健字第 X 号"，进口保健品批号为"卫进食健字第 X 号"。

3. 注意查看说明书上的生产日期、保质期、适宜人群、食用量和食用方法等信息。

4. 购买、选择时要理性，保健品并非越贵越好。

5. 青少年处于生长发育的关键时期，合理膳食、均衡营养、规律作息、适当运动是关键。一般不适宜食用调节血脂、调节血糖、抗疲劳、延缓衰老、改善睡眠、调节血压等保健食品。万一使用不当，可能导致性早熟、情绪亢奋、骨骼发育异常等问题。如确有需要，最好在执业医师、营养师或药师等指导下，谨慎选择使用，不要轻易相信广告和网络宣传。

四、配备家庭药箱

每个家庭都应该准备一个药箱，以备不时之需。

1. 药箱内应备有常见药物，包括治疗感冒、腹泻和过敏的非处方药，以及家庭体温计、冰袋、创可贴、75%医用消毒酒精、无菌纱布等常用工具和消毒药物。

2. 做好标记，分类存放成人用药与儿童用药、内服药与外用药、常规用药与急救用药。

3. 及时清理药箱里即将过期、甚至已经过期的药物。

4. 将家庭药箱存放在干燥、阴凉、儿童不易接触到的地方。

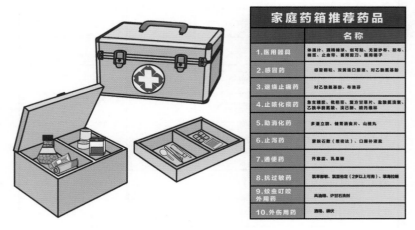

家庭药箱推荐药品	
	名 称
1. 医用器具	体温计、酒精棉球、创可贴、无菌纱布、胶布、棉签、止血带、医用剪刀、医用镊子
2. 感冒药	感冒颗粒、双黄连口服液、对乙酰氨基酚
3. 退烧止痛药	对乙酰氨基酚、布洛芬
4. 止咳化痰药	急支糖浆、枇杷露、复方甘草片、盐酸氨溴索、乙酰半胱氨酸、溴己新、顺托维林
5. 助消化药	多潘立酮、健胃消食片、山楂丸
6. 止泻药	蒙脱石散（思密达）、口服补液盐
7. 通便药	开塞露、乳果糖
8. 抗过敏药	氯苯那敏、氯雷他定（2岁以上可用）、苯海拉明
9. 蚊虫叮咬外用药	风油精、炉甘石洗剂
10. 外伤用药	酒精、碘伏

家庭药箱示意图

践行园

自助式检查家庭药箱

请根据上文介绍的配备家庭药箱的基本要求，参照下面的表格对家庭药箱进行全面检查，并根据检查结果对缺少的药物和物资及时补充，对过期药物及时、妥善处理。

物品	有 / 无	是否保质期内
感冒常用药		
解热镇痛类（阿司匹林、布洛芬等）		
止咳化痰类（川贝枇杷膏、甘草片等）		
助消化类（吗丁啉、消食片等）		
腹泻常用药		
抗过敏药（扑尔敏、息斯敏等）		
皮肤消炎药（皮炎平、达克宁等）		
外伤用药（云南白药喷雾、创可贴等）		
家庭体温计		
75% 医用消毒酒精和棉签		
无菌纱布		
冰袋		
其他		

"有"或"是"打"√"，"无"或"否"打"×"

参考文献

［1］陈惊天 . 一腔孤勇，天下无毒 . 人民法治［J］，2022，132：1.

［2］国家卫生健康委员会 . 中国吸烟危害健康报告 2020［M］. 北京：人

民卫生出版社，2021.

［3］中国疾病预防控制中心 . 2019 年中国中学生烟草调查结果发布［EB/OL］.（2020-05-31）［2022-03-02］.https：//www.chinacdc.cn/jkzt/sthd_3844/slhd_12885/202005/t20200531_216942.html.

［4］World Health Organization. Global status report on alcohol and health 2018［R］. Geneva：WHO，2018.

［5］World Health Organization. Global strategy to reduce the harmful use of alcohol［R］. Geneva：WHO，2010.

［6］World Health Organization Regional Office for the Western Pacific. The bill China cannot afford：health，economic and social costs of China's tobacco epidemic［R］. Manila：WHO，2017.

［7］World Health Organization. WHO report on the global tobacco epidemic，2019：offer help to quit tobacco use［R］. Geneva：WHO，2019.

第 5 章

维护五官健康

健康的五官是我们接触美好世界的开始。

本章重点介绍眼、耳、鼻和口腔的基本构造和功能，以及最常见五官疾病的危害和预防。像近视、"红眼病"、眼外伤、鼻出血、龋齿等儿童青少年容易出现的五官健康问题，也能通过阅读本章深入了解。

希望每一位读者都能够更好地认识自己的五官，了解五官疾病的基本知识，预防五官疾病，用更加健康的五官去感受这个美好的世界。

第一节 维护眼健康

导读台

- 眼睛的结构是怎样的？
- 近视会造成哪些危害？
- 儿童青少年如何有效预防近视？
- 如何避免儿童青少年发生眼外伤？
- 如何预防"红眼病"？

知识窗

眼睛是心灵的窗户，更是获取外界信息的重要器官。我们所获取的超过 80% 的信息都来源于眼睛，学习、生活时刻都离不开眼睛。儿童青少年要从小树立保护眼睛的意识，预防眼部疾病。

一、眼睛的结构

要做到科学护眼，首先要了解眼睛的结构。我们的眼睛就像一台性能优良的光学照相机。眼球前半部相当于照相机镜头，后半部相当于照相机暗箱，视网膜则相当于照相机底片。

眼球受眼睑（眼皮）保护，由眼球壁和它所包围的眼内容物构成。成年人眼轴（即眼球前后径）约为 24.3 毫米。

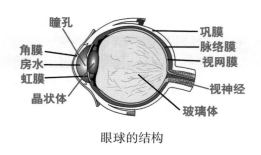

眼球的结构

（一）眼球壁

眼球壁由三层结构组成。

最外层是一层坚韧的膜，称为纤维膜，包括角膜（前部略突出的透明部分）和巩膜（不透明的白色部分）。角膜和巩膜发挥保护和维护眼球形态的作用。

中间层是一层富含血管的结构，称为色素膜，包括虹膜、睫状体和脉络膜。虹膜的中心是瞳孔，相当于照相机光圈。瞳孔在不同光照强度下会自动调节大小，以此来调节进入眼睛的光线。睫状体分泌房水维持眼压和营养眼内组织。睫状肌参与调节活动。脉络膜具有营养支持和遮蔽光线的作用。

最内层是与视觉形成关系最密切的结构——视网膜，其中主要包含两种感光细胞：视锥细胞和视杆细胞。视锥细胞能够感受强光和颜色光，视杆细胞能够感受弱光。视锥细胞集中在视网膜的特定区域，称之为黄斑。距离黄斑区越远，视锥细胞越少。黄斑是眼睛的正常结构组成，黄斑区是双眼视力最敏锐的区域。

（二）眼内容物

眼内容物包括房水、晶状体和玻璃体。角膜与虹膜之间的空间称为前房，充满房水。房水由睫状体分泌产生，参与眼球的营养代谢活动并维持眼压。晶状体相当于一个双凸透镜，通过悬韧带与睫状体中的睫状肌相连，并通过睫状肌的收缩放松，共同参与眼球的调节功能。晶状体后方充满了透明胶状物，这就是玻璃体。

角膜、房水、晶状体和玻璃体构成眼球的屈光系统。外界光线由角膜射入，经过这个屈光系统在视网膜上成像。

践行园

为加深对眼睛的了解，请根据上文所介绍的知识，将以下左右两列相对应的内容用线段连起来。

眼球的构成　　　　　　　　24.3 毫米

眼球壁三层结构　　　　　　角膜、房水、晶状体、玻璃体

正常成年人眼轴　　　　　　纤维膜、色素膜、视网膜
（前后径）长度

眼屈光系统构成　　　　　　眼球壁、眼内容物

参考答案：

眼球的构成　　　　　　　　24.3 毫米

眼球壁三层结构　　　　　　角膜、房水、晶状体、玻璃体

正常成年人眼轴　　　　　　纤维膜、色素膜、视网膜
（前后径）长度

眼屈光系统构成　　　　　　眼球壁、眼内容物

二、近视的危害、形成原因及应对

眼睛识别物象的能力称为视力，视力又可以分为识别远处物象的远视力和识别近处物象的近视力。

在正常放松状态下，来自 5 米以外的平行光线聚焦在视网膜之前，导致视物模糊的病理状态，就是近视。近视是屈光不正的一种类型，主要表现是远视力下降。眼球长度（眼轴）变长而导致的近视，称为轴性近视，或真性近视，是不可逆的。

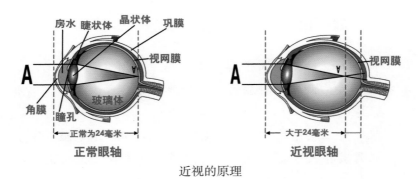

近视的原理

（一）危害

儿童青少年一旦近视，就会出现看远处时视物模糊、注意力不易集中等现象，导致学习效率降低，学习成绩受影响，未来选择专业和就业也可能受到影响。目前，近视是一种不能治愈的眼病。世界卫生组织已把近视列入亟待解决的可致盲性眼病之一。

300 度以下为低度近视，300～600 度为中度近视，600 度以上为高度近视。高度近视不但给日常学习生活带来很多不便，而且会引发多种眼部并发症，如玻璃体混浊，再如视网膜脱离、黄斑变性等致盲性并发症。近视患者年轻时，并发症的危害并不突出，但是随着年龄增长，这些并发症会越来越突出，到中老年时可能严重危害视力，极大地影响生活质量。一部分高度近视患者还会发生一系列眼底病变，成为病理性近视，导致永久的视力损害甚至失明，危害非常大。

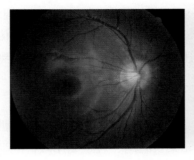 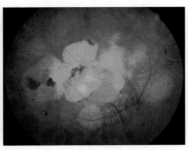

正常眼底（左）与病理性近视眼底（右），右图中可见
视网膜大片萎缩病灶，严重影响视力

 链接场

我国儿童青少年近视的流行状况

近年来，随着社会的发展、科技水平的提高和电子设备的普及等，我国少年儿童近视患病率一直呈高速增长。2018 年全国儿童青少年总体近视率为 53.6%，其中 6 岁儿童为 14.5%，小学生为 36.0%，初中生为 71.6%，高中生为 81.0%。

加强少年儿童的近视防控刻不容缓。如果不及时有效干预，我国将成为不折不扣的"眼镜"王国。

——国家卫生健康委员会，《中国眼健康白皮书》，2020

（二）形成原因

近视的发生与多种因素都有关系，大体归为遗传和环境 2 个方面。

1. 遗传因素 近视有一定的遗传性。父母双方或一方近视，子女患近视的概率会远远高于父母不近视的人。高度近视的遗传倾向更加明显。因此，预防近视还关乎下一代的健康，应当得到高度重视。

2. 环境因素

（1）长时间、近距离用眼：阅读、写作、使用电子产品等都会使眼睛处于高度紧张的状态。如果长时间、近距离用眼，而缺少休息，就容易形成近视。

（2）不正确的用眼习惯：看书姿势不正确、距离过近、光线过强或过弱、阅读或书写的字体过小、单次近距离用眼时间过长等，都会导致近视。

（3）户外活动时间不足：户外活动对预防近视非常有帮助。户外活动时，自然阳光为全光谱光照，眼睛视近物的调节刺激较

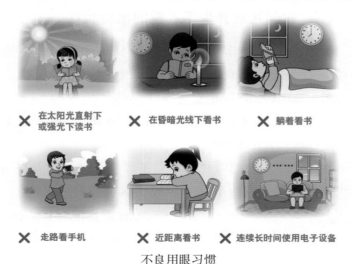

× 在太阳光直射下或强光下读书　　× 在昏暗光线下看书　　× 躺着看书

× 走路看手机　　× 近距离看书　　× 连续长时间使用电子设备

不良用眼习惯

小，有利于防止近视的发生。同时，户外活动可增加阳光照射，其中的紫外线会刺激眼内多巴胺分泌和释放，而多巴胺能抑制眼轴增长，能有效降低近视发病率。阳光照射还可以促进体内维生素 D 的合成，维生素 D 具有强大的抗增殖作用，可以稳定眼球增长。

（三）预防与应对

1. 定期监测视力　婴儿出生后，视觉处于不断发育的过程中。对于婴幼儿，家长可以通过日常生活粗略观察孩子的视力。3 岁左右的幼儿可以学习认识视力表后配合视力检查。5 ～ 6 岁儿童的视力发育接近成人。定期监测视力有利于尽早发现眼病和及时干预。

2. 识别近视

（1）远视力下降：表现为看远处物体不清楚。由于眯眼后物体可能会变清晰，所以也表现为看远处经常眯眼睛。

（2）近视力正常：近视的人看近处物体一般没有困难，往往会比视力正常的人距离更近（如把书本放到眼前）。

（3）视疲劳：如果近视合并散光、双眼度数相差过多（屈光参差），就会导致用眼不平衡，引起视疲劳。

（4）区别真性近视与假性近视：依据调节作用是否参与近视形成，近视可分为真性近视和假性近视。经过阿托品散瞳验光检查后，如果近视度数消失就是假性近视，如果近视度数没有降低或降低小于 50 度，就是真性近视。因此，到正规医疗机构进行标准的散瞳验光非常必要。

链接场

散瞳验光

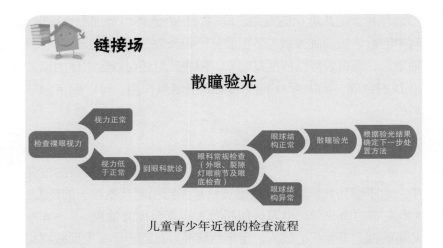

儿童青少年近视的检查流程

　　验光是视光学检查的基本项目，目的是使被检查者获得清晰、舒适及持久的视觉效果。由于儿童青少年的眼睛在看近处时调节能力很强，验光前通常需要散瞳，使用药物麻痹睫状肌，消除其调节的影响，以保证验光结果的准确。对于儿童青少年来说，一般的快速散瞳只需要大约半天时间就可以恢复到用药前的状态，对身体健康没有不良影响。

3. 应对近视

　　（1）佩戴框架眼镜：框架眼镜是在正规散瞳验光的基础上佩戴的凹透镜片，使用较为灵活方便，适用范围广。

　　（2）佩戴角膜接触镜（即隐形眼镜）：视野大，外观影响小，但是费用高、适用范围小、有潜在的角膜并发症风险等。

　　（3）进行屈光性手术：适用于成年且近视度数稳定不再进展者，有严格的适应证，并且属于眼科手术，具有相应的手术风险。未成年人和度数还不稳定的近视者，不适合做此类手术。

框架眼镜　　　　　　**隐形眼镜**

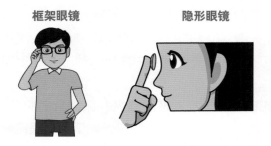

框架眼镜与隐形眼镜

由于眼轴过长导致的轴性近视不可逆，只能进行视力矫正。也就是说，各种应对措施都是通过不同方式提高视力，但是不能改变眼球本身的形状和近视的状态。对于高度近视的人来说，做屈光性手术后，即使不戴眼镜视力也正常，但是眼轴加长和可能的眼底病变并未被解决。

4. 预防和控制近视

（1）加强健康教育和知识科普：了解近视与遗传的关系，减少遗传因素的影响。减少近视人群的数量，特别是高度近视者的数量，对于减少下一代近视患者的数量具有重要意义。

（2）减少近距离用眼负荷：看电脑、手机等电子产品以及看书或写作业连续近距离用眼 45 分钟后，应休息 10 分钟并看远处，使眼睛得到放松调节。

（3）养成良好的用眼习惯：保持正确的读写姿势（一寸、一拳、一尺），不在乘车、走路、卧床及光线过强或过暗时读写。多看绿色（如植物）也有利于放松眼睛。

（4）改善视觉环境。选择阅读物时，要注意视觉效果，选择那些字体清晰、字与字的间距适当、背景与字体颜色有较强对比度、无反光的类型。选择学习台灯时，注意桌面照度应在 100 lx 以上，无眩光和闪烁，照度越均匀越好，色温最好可调节。还要注意安装台灯时，以抬头不会直接看到光源为宜。学习课桌的桌面不宜采用光滑、反光的材质，如烤漆、玻璃板、塑料垫板。

（5）切实增加户外时间：户外活动对儿童青少年近视防控有重要意义。

（6）正确矫正近视：及时验光并佩戴合适的矫正眼镜是防止近视进展的重要措施。但要注意，如果矫正眼镜佩戴不正确，可能促进近视发展，适得其反。所以，一定要到正规机构验光和配镜。

（7）使用药物：低浓度阿托品滴眼液可在一定程度上阻止近视进展。

（8）合理营养：高糖饮食和营养过剩是近视的危险因素，应杜绝。

（9）定期检查，及时调整治疗方案：每半年或一年复查视力或验光，进行相应处理，如是否佩戴眼镜及是否需要更换眼镜。

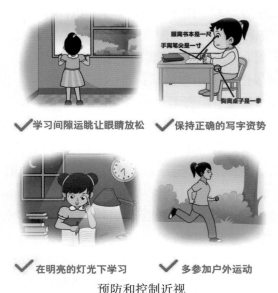

预防和控制近视

践行园

请判断以下预防和控制近视的做法进或认识，在正确的后面打"√"，在错误的后面打"×"。

1. 不在乘车、走路、卧床时或光线过强或过暗的地方读写。（　　）

2. 如果不近视，两年做一次复查视力或验光就行了。（　　）

3. 及时验光并佩戴合适的矫正眼镜是防止近视进展的重要措施。（　　）

4. 长时间阅读电子书对眼睛也没有什么危害。（　　）

5. 合理营养，减少高糖饮食可以预防近视。（　　）

参考答案： √，×，√，×，√

三、眼外伤

眼外伤是指在生活中由于外物、外力作用导致的眼球结构和功能损害，严重者甚至会失明。

儿童青少年发生眼外伤的原因复杂多样，而且被延误诊治的病例并不少见。低龄儿童对受伤状况往往不能准确表达，而且一只眼睛受伤几乎不影响其正常行动，因此，眼外伤很容易被忽略，以致错失最佳治疗时机，造成终生遗憾。

因为年龄小、活泼好动，加之对外界环境风险和自身行为后果缺乏足够认识，儿童青少年眼外伤的发生率较高。由于幼儿园和学校是儿童青少年集中学习活动的场所，也就成为眼外伤概率发生相对较高的场所。

（一）儿童青少年常见眼外伤

儿童青少年常见眼外伤的类型、特点及常见致伤物见下表。

类型		特点	常见致伤物
机械性	闭合性（眼球壁完整，没有破裂）	常见，相对较轻	钝物，如石头、木头、书本、玩具枪子弹、球类
	开放性（眼球壁不完整，破裂）	常见，相对较重	锐器，如刀、剪、笔、针、锥、钉
非机械性	化学伤	少见，轻重不等	如酒精、消毒液、水泥、干燥剂
	热烧伤	少见，可伴有机械伤及化学伤	如鞭炮
	辐射电击伤	少见	如日光（灼伤黄斑）、激光、雷电

（二）预防眼外伤

预防眼外伤，应该做到以下几点。

1.儿童青少年不要拿尖锐的物品玩耍。家中的剪刀、针、注射器、玻璃和陶瓷类易碎品、刀具等一定要妥善保管，尽量放置在儿童够不到、找不到的地方。

2.购买玩具时，要选择质检合格的产品，不要选择仿真枪、仿真弩、弹弓等攻击性过强的玩具。

3.将家中的酒精、消毒液、清洁洗涤用品、干燥剂等化学物品放置在儿童接触不到的地方。

4. 避免直视日光及强烈反光的积雪，进行滑雪等活动时要佩戴护目镜，不要把激光笔当玩具玩耍。

5. 儿童青少年不要在工业生产场所观看电焊、机械加工等工作，远离烟花爆竹的燃放现场。

6. 对于幼儿园或校园，要注意以下几点。

（1）遵守课堂纪律，在教室等相对狭小的空间内不追逐打闹，不互相投掷物品（如书本、黑板擦、尖锐的笔、三角板），握有笔、圆规等尖锐物品时最好不走动或跑动，同学之间保持安全距离，避免跑跳摔倒。

（2）体育课上，如果进行球类活动或者对抗类运动项目（属于眼外伤高风险运动），建议根据需要佩戴防护眼镜，尽量避免佩戴玻璃的框架眼镜。在跳绳类运动中，同学之间要保持安全距离，做到互不干扰。

（3）进行实验时，特别是有一定风险的化学实验，建议酌情佩戴防护眼镜。学习并掌握眼睛化学烧伤的紧急抢救原则，即立刻就地取用大量洁净水（如自来水）冲洗，并在冲洗后立即送医院救治。

践行园

　　为预防发生眼外伤，请儿童青少年仔细观察并与家长讨论，尽可能多地找出家中和教室里可能导致眼外伤的安全隐患，并填入下表。

场所	可能导致眼外伤的安全隐患
家庭	例如：炒菜溅起的热油、水果刀……
教室	例如：化学实验室中的腐蚀性液体、笔尖……
其他	

四、急性结膜炎

急性结膜炎就是通常所说"红眼病"，是一种常见的眼科疾病。这是一种急性发作的感染性眼病，多数由细菌或病毒感染引起，表现为眼红、分泌物多（眼眵多）、异物感（感觉眼磨），具有一定传染性，可以通过日常接触传染。

如果直接接触急性结膜炎患者的眼睛分泌物，受污染的毛巾、衣服、水源，或与患者共用眼部用品，如眉笔、眼霜，以及在受污染的水源里游泳等都有可能被传染。

急性结膜炎一般不影响视力。如果大量黏液、脓性分泌物粘在角膜表面，可能出现短暂的视物模糊，把分泌物擦去后就可以看清了。但如果细菌或病毒感染影响到角膜，会出现怕光、流泪、眼疼加重，视力也可能会下降。如果患病时间较长或病情反复，则可能产生角膜混浊的后遗症，造成永久性视力下降。所以一旦发生急性结膜炎，一定不要耽搁，要及时、积极治疗。

过敏性结膜炎、青光眼、虹膜睫状体炎等也会有眼红的表现，但并非由细菌或病毒引起，也不具有传染性。因此，如果眼睛发红，想知道到底是哪种眼病，还需要及时就医，让眼科医生进行诊断。

　　急性结膜炎通常以局部治疗为主，并在医生的指导下使用抗生素滴眼液及眼膏。如果是病毒感染，也可遵医嘱应用抗病毒药物治疗。在治疗时，要注意日常饮食，少吃辛辣、刺激的食物。此外，要注意在症状完全消失后仍需继续用药 1 周，确保治愈。

践行园

　　小婷居住的小区里有一位邻居患上了急性结膜炎，请帮小婷想一想应该如何预防。

参考答案：

　　预防急性结膜炎要做到以下四点。

❀ 在日常生活中注意用眼卫生，勤洗手。

❀ 不与他人共用脸盆、毛巾等物品。

❀ 出入公共场所后不要用手直接揉眼睛。

❀ 注意与急性结膜炎患者严格隔离。小婷要避免与患病邻居接触。

第二节　维护耳、鼻健康

导读台

● 耳朵与鼻的结构和功能是怎样的？

● 儿童青少年听力受损的原因有哪些？

● 怎样维护耳健康？

- 鼻出血该如何处理？
- 如何预防鼻炎？

知识窗

　　耳朵和鼻子都是人体五官之一，既是听觉、嗅觉器官，又关系到个人容貌，还能帮我们辨别方向和保持身体平衡。儿童青少年如果听力或嗅觉受损，不但会处处感到不便，增添很多困难和烦恼，还会影响平时的学习和今后的择业。因此，维护好儿童青少年的耳健康、鼻健康极为重要。

一、耳朵的结构与功能

　　耳朵由外耳、中耳和内耳组成。

耳朵的结构

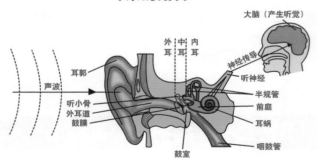

耳朵的结构

　　外耳由耳郭和外耳道组成，主要作用是收集并传递声音。
　　中耳主要由鼓室、听小骨、鼓窦、乳突和咽鼓管组成。鼓室是一个含气空腔，是中耳的核心部分。鼓膜是分隔外耳与中耳的封闭薄膜。声波经外耳道传到鼓膜，会引起鼓膜的振动。听小骨共有 3 块，形成听骨链，用来传递鼓膜的振动。鼓窦是鼓室后上方的一个含气空腔，是中耳炎时易发生骨质破坏的部位。乳突是鼓窦后方的一组气房，具有保护内耳免受强声损伤的作用。咽鼓管是连接鼓室和鼻咽部的管道，使中耳内外气压保持一致。

内耳结构复杂，由耳蜗、前庭、半规管构成。耳蜗负责处理听小骨传来的信号，并转化为电信号经听神经传入大脑。前庭和半规管能感受头部位置变动，维持身体平衡。

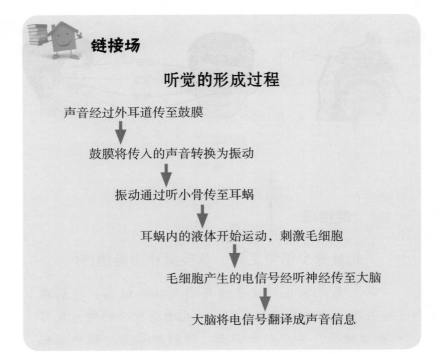

链接场

听觉的形成过程

声音经过外耳道传至鼓膜

↓

鼓膜将传入的声音转换为振动

↓

振动通过听小骨传至耳蜗

↓

耳蜗内的液体开始运动，刺激毛细胞

↓

毛细胞产生的电信号经听神经传至大脑

↓

大脑将电信号翻译成声音信息

二、鼻的结构与功能

鼻是呼吸的通道，也是嗅觉感受器。鼻由外鼻、鼻腔、鼻窦3 部分构成。

外鼻形状与种族有关。鼻腔是呼吸的门户，还有嗅觉及空气调节的作用以及防御功能。鼻前庭的鼻毛对较大粉尘有阻挡滤过作用。较细微的细菌尘埃进入鼻腔后，被黏膜表面黏液粘住，再经纤毛运动向后送达鼻咽腔，经口腔吐出或咽下。鼻窦是鼻腔周围颅骨的含气空腔，共 4 对，分别为额窦、筛窦、上颌窦及蝶窦。

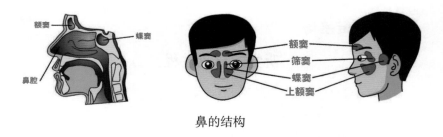

鼻的结构

链接场

儿童青少年常见耳、鼻疾病和功能损伤

耳、鼻疾病在儿童青少年中发病率极高，特别在1～6 岁儿童中高发，严重影响儿童青少年的智力发育和身心健康，其中以鼻出血、过敏性鼻炎、腺样体肥大、耳鸣、中耳炎较为常见。

世界卫生组织 2021 年发布首份《世界听力报告》

称，预计到 2050 年全球将有近 25 亿人有某种程度的听力问题。报告显示，不安全的用耳习惯使超过十亿青年面临永久性听力丧失风险。

三、儿童青少年听力受损的原因

（一）胎儿期因素

1. 病毒感染　常见病毒有巨细胞病毒、风疹病毒、淋巴细胞性脉络丛脑膜炎病毒等。病毒致聋机制尚未完全明确，但巨细胞病毒感染是非遗传性感觉神经性耳聋的常见病因。

2. 环境因素影响　孕妇主动或被动吸烟、饮酒、接触某些化学溶剂、接触重金属和营养不良等都会影响胎儿听力。

（二）新生儿期因素

早产、低体重儿听力障碍发生率较高，胎龄越小、体重越低，听力损失越明显。

（三）遗传因素

家族遗传性耳聋是儿童听力障碍的高危因素。

（四）耳毒性药物因素

《2016 年儿童用药安全调查报告白皮书》指出，由于用药不当，我国每年有约 3 万名儿童耳聋。庆大霉素、链霉素等抗生素是大众广泛知晓的耳毒性药物。水杨酸盐、利尿剂、抗肿瘤药物、重金属盐等药物都有损伤听力的风险，要慎用。

（五）其他因素

1. 中耳炎　炎症对鼓膜、听小骨等结构会造成直接损害。

2. 噪声　常见噪声来源于耳机、游戏厅、蹦迪配乐等。

3. 二手烟　通过损害微血管和减少血氧供应等对内耳功能造成损害。

4. 营养　营养元素缺乏和重金属元素过量摄入均可引起听力障碍。

5. 其他疾病　腭裂、外耳道闭锁、先天性甲状腺功能低下、苯丙酮尿症等疾病也能导致听力受损。

6. 外力伤害　耳部或头部受到外力击打、跳水时水面拍击、鞭炮爆炸等爆震都可使鼓膜破裂而导致听力受损。

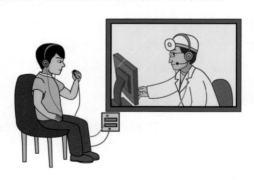

听力检查

四、从生活方式入手维护耳、鼻健康

（一）维护耳健康

1. 保持健康生活的规律。

2. 避免妄听久听。不去、少去嘈杂之地，特别是迪厅、游戏厅。遇到巨大声响时，迅速张开嘴巴或闭上嘴巴并堵上耳朵，保持鼓膜两侧气压平衡，避免鼓膜破裂。不用或不持续长时间用耳塞式耳机（儿童不宜使用耳机），尽量选择头戴式耳机。如果使用耳塞式耳机，最好购买高质量产品。用耳机听音乐或使用手机时，应把音量调到40～50分贝，不可超过最大音量的60%。运动中不宜用耳机听音乐和使用手机。不要戴着耳机睡觉。

3. 避免耳道进水。洗澡、游泳时要避免耳道进水。如果不慎进水，将头偏向进水侧，单脚跳可使水排出。游泳爱好者下水前可用浸有消毒凡士林油膏的棉花塞住外耳道口，防止水进入耳内，预防耳道感染引发的中耳炎。

4. 避免随意挖耳。如耳内发痒，可用酒精棉签洗擦。切勿随手取用不洁的小木棒等挖耳止痒，以防引起鼓膜穿孔和化脓性中耳炎等病变。

5. 正确擤鼻涕。擤鼻涕时，应左右鼻孔一个一个地擤，切勿将左右鼻孔同时捏闭用力擤鼻。擤鼻不当，可将鼻孔中的病菌通过咽鼓管驱入中耳腔，引起中耳炎。

6. 避免外伤。不可掌击耳部。参加游泳、跳水等运动时，注意不要让耳朵先接触水面。遇到燃放鞭炮，应远离现场（3米以外）或用手捂住耳朵。飞机或电梯升降时，应用吞咽动作或捏鼻鼓腮来保护鼓膜。

7. 控制情绪。情绪波动过大可引起全身毛细血管的痉挛、收缩，造成内耳发生微循环障碍，使内耳听神经缺氧，导致突发性耳聋。

8. 避免使用耳毒性药物。庆大霉素、链霉素、卡那霉素及其衍生物等，日常使用一定要谨慎，婴幼儿更要禁用。

9. 严格防治耳郭感染。耳郭受外伤或有冻疮时，要严格防治感染，特别是绿脓杆菌感染。该细菌可引起耳郭软骨膜炎、软骨坏死，导致耳郭畸形。

10. 积极医治感冒、鼻炎等疾病。患感冒、鼻炎或鼻窦炎时，病菌可从咽鼓管进入并引发中耳炎。急性中耳炎如不及时治疗或治疗不当，可能会导致鼓膜穿孔、流脓及听力减退。

11.及时检查，尽早发现耳病。儿童青少年如出现下列症状或情形时，要及时检查治疗：分泌性中耳炎、头晕、耳痛、耳鸣、耳闷、重听、听不清或耳聋、耳朵进异物、对声音反应迟钝、语言发育延迟等。

践行园

以下是维护耳健康的常见做法，请儿童青少年逐条对照自己的日常行为。如果做到了或能做到，请打"√"。如果没做到或做不到，要继续努力啊！

□出现耳痛、耳鸣，能够及时去医院检查。

□擤鼻涕时，左右鼻孔一个一个地擤，不将左右鼻孔同时捏闭用力擤鼻。

□参加游泳、跳水等运动时，不让耳朵先接触水面。

□耳内发痒时用酒精棉签洗擦，不随手取用不洁的小木棒等挖耳止痒。

□遇到巨大声响时，能够迅速张开嘴巴或闭上嘴巴并堵上耳朵。

□积极医治感冒、鼻炎等疾病。

（二）鼻出血的简单处理

遇到鼻出血，可按以下步骤进行处理。

1.立刻用大拇指和食指牢牢捏住鼻子。

2.按压鼻孔至少10分钟。在此期间不要抬头，抬头不能止住血，还可能导致鼻腔内的血液流入咽喉，引起刺激性的呛咳。

3.10分钟后，慢慢松开按压的手指。

4.头继续前倾，用冷水泡过的干净纱布或毛巾轻轻擦拭嘴巴和鼻子四周。

5.如果鼻子仍然流血，重复以上步骤。

6.如果仍然无法止血，立即就医。送医期间必须始终捏紧鼻子。

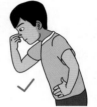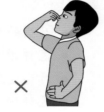

鼻出血的正确处理方式

（三）预防鼻炎

1.坚持锻炼身体，增加户外活动，增强对寒冷的适应能力和抵抗力。

2.注意劳逸结合和合理膳食。

3.避免接触传染源，流感、新冠肺炎等呼吸道传染病流行期间应避免与患者密切接触，尽量少出入公共场所，注意室内通风。

4.已确诊为过敏性鼻炎的患者，要避免接触过敏原，保持环境干净、整洁，家中尽量避免饲养宠物。

5.平时不挖鼻孔，改正用力擤鼻的不良习惯。

6.尽量保持鼻腔湿润。

7.雾霾及沙尘天气时佩戴口罩，并避免户外锻炼。

8.避免吸入二手烟，减少烟雾对鼻腔的刺激。

第三节　维护口腔健康

导读台

- 牙齿的结构是怎样的？
- 怎样预防龋齿和牙周病？
- 牙齿受到外伤怎么办？
- 怎样刷牙更有效？

知识窗

　　俗话说，民以食为天。口腔问题，尤其是牙齿问题，直接关系到人们的生活质量。牙齿是口腔中最重要的器官之一，它不仅是饮食就餐的重要工具，还有维持美观的重要作用。因此，养成良好的口腔卫生习惯，保护好牙齿健康，具有重要意义。儿童青少年还会经历换牙这一重要阶段，更应该重视牙齿健康。

链接场

儿童青少年常见口腔问题

　　龋齿和牙周疾病是儿童青少年最常见的口腔问题。国家卫生和计划生育委员会 2017 年发布《第四次全国口腔健康流行病学调查报告》，报告显示我国 5 岁儿童乳牙龋患率为 70.1%，12 岁儿童恒牙龋患率为 34.5%，相比 10 年前的第三次调查结果均有所上升。另外，12 岁儿童牙龈出血、牙石的检出率分别为 58.4% 和 61.3%。

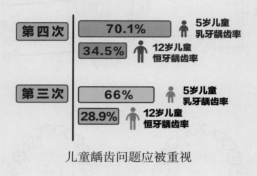

第四次	70.1%	5岁儿童乳牙龋齿率
	34.5%	12岁儿童恒牙龋齿率
第三次	66%	5岁儿童乳牙龋齿率
	28.9%	12岁儿童恒牙龋齿率

儿童龋齿问题应被重视

一、牙齿的结构

牙齿从外部形态上分为牙冠、牙根两部分。牙冠是牙齿显露在口腔的部分，是发挥咀嚼功能的主要部分。牙根是牙齿固定在牙槽窝内的部分，是牙齿的支持部分，其形态与数目随功能而有所不同。

人的一生总共有两副牙列，第一副牙列称为乳牙列，是由 20 颗乳牙排列而成。如图所示，左侧为乳牙列，乳牙是人萌生的第一组牙，上、下颌各 10 个。自出生 6 个月左右开始萌出第 1 颗乳牙，至 2 岁半左右 20 颗乳牙萌出完毕。自 6 ～ 7 岁至 12 ～ 13 岁，乳牙逐渐脱落被恒牙替代。

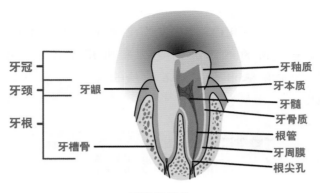

牙冠
牙颈
牙根

牙龈

牙槽骨

牙釉质
牙本质
牙髓
牙骨质
根管
牙周膜
根尖孔

牙齿的结构

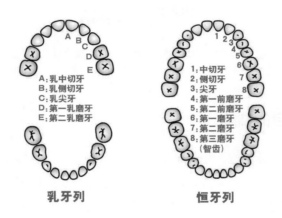

A：乳中切牙
B：乳侧切牙
C：乳尖牙
D：第一乳磨牙
E：第二乳磨牙

1：中切牙
2：侧切牙
3：尖牙
4：第一前磨牙
5：第二前磨牙
6：第一磨牙
7：第二磨牙
8：第三磨牙
（智齿）

乳牙列　　　　**恒牙列**

乳牙列和恒牙列

　　恒牙是乳牙脱落后的第二副牙列。恒牙若因疾病或意外损伤而脱落则再无牙替代。智齿是口腔内牙槽骨最里面的第三颗磨牙，从正中门牙往里数刚好是第八颗牙齿。智齿萌出的时间很晚，年龄差异也很大，一般在 16 ～ 25 岁长出，但也有人40 ～ 50 岁才长出智齿或终生不长，这都是正常现象。

　　第一恒磨牙又称"六龄牙"，会在 6 岁左右萌出，共四颗，是最早的恒牙，伴随人一生。因其萌出早，矿化程度低，窝沟较深，食物残渣及菌斑不易清洁，极易发生窝沟龋。家长容易将"六龄牙"误认为是乳牙，不予重视而延误治疗。

儿童青少年要及时纠正咬铅笔、吮指、咬唇、吐舌等不良习惯，以防范错𬌗畸形。如果需要进行牙齿矫正，应到医院请专业牙科医师检查，明确是哪一类错𬌗畸形，才能确定治疗方案。

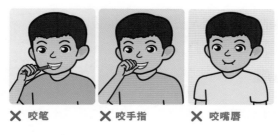

✗ 咬笔　　✗ 咬手指　　✗ 咬嘴唇

不良用牙习惯

二、龋齿

龋齿是由细菌、食物中的糖、脆弱的牙齿和时间共同作用下形成的。如果口腔不卫生，牙齿表面就会堆积大量细菌。在食物中糖的辅助下，细菌会产生大量的酸。时间久了，酸对牙齿进行破坏，造成龋洞，龋齿就形成了。

除了影响牙齿美观之外，龋齿更大的危害是损伤牙髓或根尖，导致牙齿疼痛，进而影响咀嚼功能和进食，造成营养不良。

龋齿的危害主要有以下几个方面。

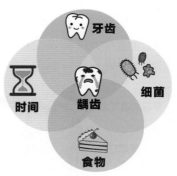

龋齿的形成

1. 龋齿损伤到牙髓时，会产生剧烈疼痛。如果不及时治疗，可能会导致牙髓炎和根尖周炎，甚至导致全身疾病。

2. 龋齿发生后，牙齿的咀嚼功能降低，会影响食物的消化和吸收。

3. 龋齿发生后，破损的牙冠可能会损伤口腔黏膜，造成口腔溃疡。

4. 严重的龋齿可能无法修复，只能拔除。

三、牙周病

牙龈有炎症是因为没有刷干净牙齿。大量细菌菌斑堆积在牙龈缘处，逐渐形成钙化的结石。细菌释放毒素刺激牙龈产生炎症反应，牙龈要调动更多的血液与细菌做斗争，就会表现为红肿。当有食物残渣嵌塞在牙缝之间时，会进一步加重炎症表现，会出现刷牙或咬硬物时牙龈出血的现象。

牙龈红肿、出血说明已经发生了牙龈炎。儿童青少年除仔细刷牙外，还应定期到医院进行口腔检查，必要时洗牙，防止牙龈炎进一步发展。如果没有在牙龈出血时及时治疗，更多牙菌斑堆积在牙龈缘，牙龈炎会加重，往深层扩散，导致牙槽骨吸收、牙龈退缩，发展成牙周炎。

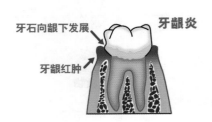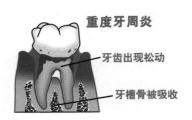

牙龈炎和牙周炎

牙周炎意味着不但有牙龈组织的炎症，还会造成牙槽骨和牙骨质的破坏。牙周支持组织破坏后不易再生。失去牙槽骨的支持，牙齿就会松动和脱落。牙周炎造成的牙齿脱落，往往是多个牙甚至是全口牙。俗话说"老掉牙了"，意思是人老了就应该掉牙，其实老年人牙齿缺失是因为牙周病，尤其是牙周炎的缘故。

链接场

窝沟封闭

窝沟封闭是一种保护新生恒磨牙（六龄牙）的有效措施，受到世界卫生组织和我国国家卫生健康委员会的推荐。医生在牙齿表面涂一层保护剂，保护窝沟不受细菌及其代谢产物的侵蚀。

第一恒磨牙（六龄牙）一般在 5～7 岁萌出，第二恒磨牙在 11～13 岁萌出，只要整个牙面暴露在口腔、没有软组织覆盖就可以尽早进行窝沟封闭。

——冯希平，《口腔预防医学（第 7 版）》，2020

四、预防龋齿和牙周病

对龋齿和牙周炎的日常预防，简而言之就是刷牙、漱口、使用牙线。每天坚持认真刷牙，必要时使用有抑菌抗炎作用的牙膏，保持牙齿干净清洁，就可以有效预防龋齿和牙周病。

（一）选择合适的牙刷与牙膏

合适的牙刷具有以下特点：刷头小巧，可以清洁牙齿的每个角落；刷毛具有适当的弹性；刷毛尖端表面应光滑圆润，不伤害牙龈；刷毛不易吸收水分，方便清洁并容易干燥。拿起牙刷，从背面观察，如果可以看到刷毛，说明刷毛已经明显变形，该更换了。目前公认 2～3 个月换一次牙刷更卫生。

牙膏的核心成分是摩擦剂，常用的摩擦剂有二氧化硅和碳酸钙，基本作用是使牙面洁净、光滑，去除色素沉着、菌斑沉积。挑选牙膏时，应注意了解牙膏的产品信息和成分；生产厂家信息和地址；化妆品生产许可证号；限期使用日期和生产批号；产品执行标准等。牙膏中其他的美白、脱敏等功效成分含量很低，作用也有限。因此若牙齿患病，要及时去看牙医。

践行园

牙膏和牙刷是保障牙齿健康的重要卫生用具，请儿童青少年按照下表对家中的牙膏、牙刷进行检查，并根据所学知识判断是否需要更换。

物品	检查项目	检查结果	是否需要更换
牙膏	是否有明确的生产厂家		
	是否有化妆品生产许可证号		
	是否在限制使用日期之内		
刷毛	是否已经变形		
	牙刷或刷头使用是否已超过3个月		

（二）使用正确的刷牙方式

常用的有效刷牙方法有 2 种：水平颤动拂刷法与圆弧刷牙法。

水平颤动拂刷法是一种有效清除龈沟内和牙面菌斑的刷牙方法。水平颤动主要去除牙颈部及龈沟内的菌斑，拂刷主要是清除唇（颊）舌（腭）面的菌斑。

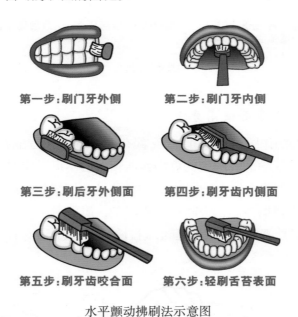

第一步：刷门牙外侧　　第二步：刷门牙内侧

第三步：刷后牙外侧面　　第四步：刷牙齿内侧面

第五步：刷牙齿咬合面　　第六步：轻刷舌苔表面

水平颤动拂刷法示意图

圆弧刷牙法适用于儿童。由于儿童手部运动不够灵活，不易掌握复杂的刷牙动作，因此可以在每颗牙的牙面上，用画圆圈的方式清洁牙面。

为保证刷牙时不遗漏某些部位，建议按照一定的顺序刷牙，牙的外侧面、咬合面、内侧面都应刷到。建议每次刷牙时间至少为 2 分钟，每天早晚刷牙，晚上睡前刷牙更重要。

刷牙后，刷毛间往往粘有口腔食物残渣，同时也有许多细菌附着在上面，因此要用清水多次冲洗牙刷，并将刷毛上的水分甩干，置于通风处充分干燥。

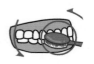

上下牙齿咬合，牙刷放入　　嘴巴张大，刷磨牙面　　最后刷牙齿内侧面
口腔内以圆弧动作打圈刷牙

圆弧刷牙法

（三）学会使用牙线

牙线的作用与刷牙同等。牙线有助于清洁平或凸的牙面，可以更好地清除牙间隙内的食物残渣和邻面菌斑。使用盒装牙线时，每次取出大约 20 厘米长，将牙线两头缠绕在两只手的中指上，用大拇指控制，来回拉锯和提拉，清理污垢。使用牙线棒时，轻轻地将牙线放入齿缝间，上下齿缓慢咬合使牙线慢慢滑入牙缝，前后移动剔除齿垢。

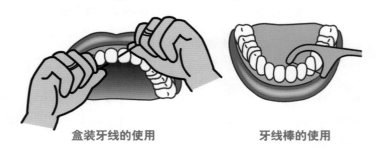

盒装牙线的使用　　　　　　牙线棒的使用

牙线的使用

除此之外，预防龋齿和牙周炎还应当控制含糖食物的摄入量，少喝或不喝碳酸饮料。唾液有缓冲功能，吃完含糖食品

1～2小时后，可以使口腔环境恢复到原来的中性环境。但是如果不断地摄入馒头、米饭、面包、巧克力、可乐、果汁等，那么口腔会一直处于酸性环境，牙齿也就容易发生龋坏。

当龋齿处于早期时，早发现、早治疗，可以在很短的时间内完成治疗。随着龋齿进展，当进展到牙髓炎或者根尖周炎时，就需要进行"杀神经"的根管治疗。如果再进展，则可能需要拔掉整颗牙齿。因此，对龋齿的早发现、早治疗非常重要。

五、牙齿外伤的紧急处理方法

牙齿受到外伤后要尽快就医，在就医前进行如下紧急处理。

1. 拿着脱落牙齿的牙冠部，用自来水简单冲洗，直接将牙齿放回牙槽窝。

2. 如果有条件，将牙齿用生理盐水冲洗后，保存在生理盐水中。

3. 松动的牙齿不要继续晃动，否则会加重外伤损害。

就医之后，按照医生的要求定期复查。

六、换牙的注意事项

1. 乳牙松动了不一定都要到医院拔除，可以等其自然脱落。

2. 乳牙太松了以致不敢嚼东西，长时间如此会影响面部对称，还会导致牙龈感染、肿胀、化脓，需要去医院拔掉松动乳牙。

3. 乳牙不松动时，如果恒牙位置比较正，可以等乳牙松些再拔或者等其自然脱落；如果恒牙长得不正，要尽早拔除乳牙，给恒牙创造排齐的条件。

参考文献

［1］董航，高秀娥，贾秀红.儿童听力障碍致病因素的研究进展［J］.国际儿科学杂志，2017，44（11）：783-787.

［2］冯希平.口腔预防医学（第7版）［M］.北京：人民卫生出版社，2020.

［3］葛立宏.儿童口腔医学（第4版）［M］.北京：人民卫生出版社，2012.

［4］李学佩.耳鼻咽喉科学（第1版）［M］.北京：北京大学医学出版社，2003.

［5］刘峰，王世明.明明白白去看牙［M］.北京：人民卫生出版社，2014.

第6章

生活方式与疾病预防

　　各类传染病的发生与我们的生活方式和行为习惯有关系，如肠道传染病与吃不洁的食物、喝不洁的水、未勤洗手有关系；呼吸道传染病与人群聚集、未勤通风、未及时戴口罩有关系；新型冠状病毒肺炎（简称"新冠肺炎"）疫情更是敲响了警钟，提醒我们一定要在日常生活中以健康的行为习惯预防和控制各类传染病的发生和流行。

　　儿童青少年时期的不健康生活方式，如饮食结构不合理、运动不足、熬夜导致睡眠不足、吸烟和饮酒、心理失衡，将会为成年以后各种慢性病（心血管疾病、癌症、呼吸系统疾病、糖尿病等）的发生埋下隐患。

第一节 生活方式与传染病预防

导读台

- 什么是传染病？
- 什么条件下传染病会传播？
- 如何阻断传染病的传播？
- 日常生活中要怎么做才能预防传染病？

知识窗

疾病的种类有很多。按照世界卫生组织颁布的《疾病和有关健康问题的国际统计分类（第 10 次修订本）》（ICD-10），疾病记录有 26 000 多条，并且新的疾病还在不断被发现。根据是否具有传播性的特点，疾病可以分为传染性疾病和非传染性疾病。预防传染性疾病，要从改变生活方式入手。

一、传染病及其危害

传染病是指由各种病原体引起的，能在人与人、动物与动物、人与动物之间相互传播的疾病。传染病的特点包括由病原体引发、具有传染性和流行性。

病原体指能够引起宿主感染疾病的各类微生物，包括病毒、细菌、立克次体、支原体、衣原体、螺旋体、真菌以及朊病毒和寄生虫（如原虫、蠕虫、医学昆虫）等。一般来说，病原体感染后患者常有免疫能力，在短时间内不会再次感染相同的病原体。

病原体在人、动物或宿主之间的传播与我们的行为和生活方式密切相关。

传染病严重危害着人类健康。在历史上，天花、鼠疫、霍乱的流行曾经给人类造成巨大的灾难。墨西哥的天花大流行导致 200 万人不治而亡；欧洲流行的"黑死病"在 3 年内造成 6200 万人丧生；第一次世界大战期间的流感大流行，造成全球 2000 万人死亡，死亡人数甚至超过了第一次世界大战中的死亡人数。2019 年在全球暴发的新冠肺炎，就是一种传染性极强的呼吸道传染性疾病。

随着人类文明的进步、科学技术的发展、生活水平的提高，很多传染病都得到控制。1980 年，全球宣布消灭天花。1988 年，世界卫生组织启动全球消灭脊髓灰质炎的行动，中国于 2000 年被正式列为无脊髓灰质炎野毒株感染的国家。2021 年，世界卫生组织宣布中国通过消除疟疾认证。

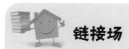

链接场

什么是新发传染病？

新发传染病是指 20 世纪 70 年代以来人们新认识到或新发现的能够造成地域性或国际性公共卫生问题的传染病。20 世纪 70 年代至今，全球有 50 多种新发传染病。大致分为以下三类。

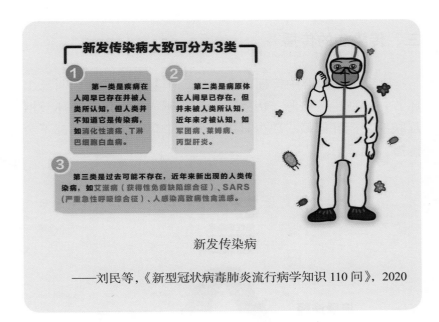

新发传染病

——刘民等，《新型冠状病毒肺炎流行病学知识 110 问》，2020

二、传染病的分类

《中华人民共和国传染病防治法》将全国发病率较高、流行面较大、危害严重的急性和慢性传染病列为法定管理的传染病，并根据传播方式、速度及其对人类危害程度的不同，将法定传染病分为甲、乙、丙三类，实行分类管理。对于乙类传染病中的传染性非典型肺炎、炭疽中的肺炭疽和人感染高致病性禽流感，采取该法所称甲类传染病的预防、控制措施。其他乙类传染病和突发原因不明的传染病需要采取该法所称甲类传染病的预防、控制措施的，由国务院卫生行政部门及时报经国务院批准后予以公布、实施。

三、传染病的传播

传染病在人群中传播需要具备三个基本条件，也叫三个环节，分别是传染源、传播途径和易感人群。这三个环节相互联系、相互依赖。缺少其中任何一个环节，传染病都不会传播。

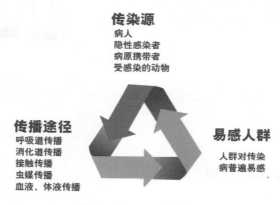

传染病传播的三个环节

（一）传染源

传染源是指体内有病原体生长、繁殖，并且能将病原体排出体外的人和动物。一般来说，传染源主要包括传染病患者、病原携带者和受感染的动物。传染病患者由于体内存在大量病原体，又有临床症状，如咳嗽、腹泻、打喷嚏，容易将病原体排出体外。因此，患者是最重要的传染源。

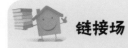

链接场

什么是超级传播者

　　超级传播者是指具有极高传染性的带病者。比起正常带病者，超级传播者更容易传染他人，而导致疫情大规模暴发。

（二）传播途径

　　传播途径是指病原体从传染源排出体外，侵入新的易感宿主之前在外环境中所经历的全部过程，人们的行为和生活方式与传染病的传播途径关系密切。

　　一种传染病可通过一种或多种途径传播，常见的传播途径主要包括以下几种。

　　1. 经空气传播　指在打喷嚏、咳嗽、呼吸等活动中传播，引发疾病。呼吸系统传染病，如新冠肺炎、结核、流感、水痘、猩红热等，一般经由空气传播。

　　2. 经水传播　指饮用或者接触含有病原体的水造成的传播。肠道传染病，如甲型肝炎、霍乱、痢疾、血吸虫病，一般经由水传播。

　　3. 经食物传播　指食用含有病原体或者被病原体污染的食物造成的传播。肠道传染病、某些寄生虫病、少数呼吸系统疾病，如甲型肝炎、痢疾、伤寒，一般经由食物传播。

　　4. 经接触传播　指直接接触病原体或间接接触被病原体污染的物品，如毛巾、门把手造成的传播。狂犬病、梅毒、结膜炎等一般经接触传播。

5. 经节肢动物传播　指通过苍蝇、蚊子、蟑螂等节肢动物传播，如疟疾、登革热、鼠疫等。

6. 经母婴传播　指病原体通过怀孕期胎盘、分娩时产道和哺乳期喂养等方式，使母亲体内的病原体传递给孩子，导致孩子受感染。如乙型肝炎、艾滋病。

（三）易感人群

易感人群是指对某种传染病病原体缺乏特异性免疫力，容易感染该病原体的人群。免疫力较差的老人和儿童都属于易感人群。

四、传染病的预防策略

传染病的传播环节决定了预防策略的制定，主要原则就是管理传染源、切断传播途径、保护易感人群。作为易感人群，儿童青少年要从生活方式入手，学会保护自己。

（一）管理传染源

对于传染病患者，需要做到"五早"，即早发现、早诊断、早报告、早隔离、早治疗。其中最重要的是早发现。儿童青少年如果发现自己患传染病，不要紧张或恐慌，应立即告诉家长或老师，及时隔离、治疗，并立即上报学校。

对病原携带者，需要做好登记、管理和随访。对受感染的动物，要根据其危害程度和经济价值采取彻底消灭（如深埋、焚烧）或者隔离治疗等措施。

隔离是管理传染源的重要方式，能够从源头避免传染病的传播，控制传染病的传播范围。一旦发现患有或可能患有传染病，首先要做的是隔离。以水痘为例，在学校里，一旦班里有一位同学患水痘，该同学从发现当天起应请假在家治疗，同时该同学所在班级和教师要到单独区域上课，与其他班级隔离。流感、流行性腮腺炎等都需要隔离。

（二）切断传播途径

根据传染病传播途径的不同，选取不同的切断方法。

1. 对于经空气传播的传染病，可以通过以下措施切断其传播途径。①学会并做到正确佩戴口罩；②不随地吐痰，打喷嚏、咳嗽时用纸巾或衣袖掩住口鼻；③尽量减少到人员密集场所活动；④在人员密集场所工作时，保持足够的社交距离，遵守"1米"线；⑤室内经常开窗通风，做好日常环境消毒；⑥勤洗手，保持手部卫生。

2. 对于经水和食物传播的传染病，可以通过以下措施切断其传播途径。

1.检查口罩使用有效期和外包装

2.洗净双手，判断内外，鼻夹侧朝上，一般深色面朝外或者皱褶朝下

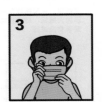

3.上下拉开皱褶，使口罩覆盖口、鼻、下颌

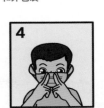

4.双手指尖向内触压鼻夹，逐渐向外移

5.适当调整口罩，使周边充分贴合面部

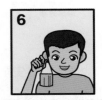

6.抓住系带摘脱口罩并洗手

一次性使用医用口罩佩戴和摘脱

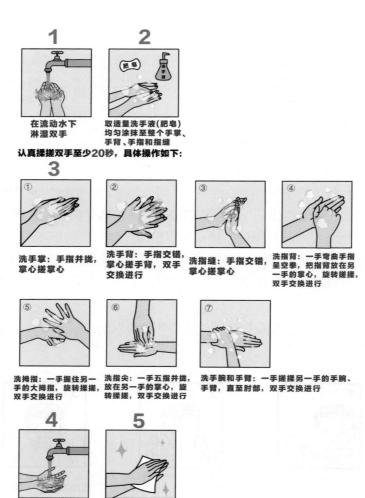

正确的洗手方法

（1）不喝生水，要喝煮开的水或瓶装水，避免接触可能带有病原微生物或寄生虫（卵）的疫水；

（2）食用瓜果蔬菜要用清洁的流水冲洗干净，尽量不在河、湖等自然水源中清洗；

（3）不吃生的或半生的肉或水产品；

（4）饭前便后用洁净流动的清水和肥皂洗手，必要时用专用消毒剂进行手消毒；

（5）集体就餐时，采用分餐制或者使用公筷；

（6）不在没有卫生许可证和健康证的露天、流动摊点吃东西，如果在卫生等级较低的地方用餐，最好自备餐具；

（7）保持厨房台面、厨具、餐具和冰箱清洁，生熟食品分开存放、加工。

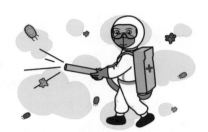

环境消毒能预防大部分
传染病

3.对于经接触传播的传染病，可以通过以下措施切断其传播途径。

（1）尽量减少接触病人、病原携带者等传染源，接触时注意做好个人防护；

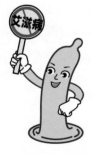

正确使用合格安全套能有效
预防性传播疾病

（2）勤洗手，注意手卫生，不用手揉眼睛、挖鼻孔等；

（3）不共用毛巾、牙刷、剃须刀等个人卫生用品；

（4）注意做好家居用品消毒和环境消毒；

（5）对于性传播疾病，要掌握必要的知识和技能，做到洁身自好，不过早发生性行为，不发生高危性行为，正确使用合格的安全套。

4.对于经节肢动物传播的传染病，可以通过以下措施切断其传播途径。

（1）使用诱蚊灯或喷洒杀虫剂来杀虫；

（2）保持环境清洁，注意环境消毒。

（三）保护易感人群

对于儿童青少年，通过合理饮食，充足睡眠，坚持锻炼，从而增强体质、提高自身免疫力，这是预防传染病最有效的方式。

除此之外，还可以通过接种疫苗、使用药物或者防护用品（如口罩、手套等）等方法，保护易感人群。

接种疫苗后，人体的免疫系统会受到刺激并产生保护性物质。以后当人体再次接触相同的病原体时，免疫系统就能快速识别，并依照记忆，制造更多的保护性物质来阻挡伤害。也就是说，接种疫苗能让免疫系统记住"坏人"，并准备好"武器"。

目前我国的疫苗分为一类疫苗和二类疫苗。其中一类疫苗是免费疫苗，包括卡介苗、脊髓灰质炎疫苗、乙型肝炎疫苗、百白破疫苗、白破疫苗、麻风疫苗、麻腮风疫苗、A 群流脑疫苗、A 群 C 群流脑疫苗、乙脑疫苗、甲肝疫苗等。婴儿出生后，家长只需要根据程序和预约单，按时到预防接种单位就可免费接种。二类疫苗指由公民自费并且自愿受种的其他疫苗。对于二类疫苗，如果经济条件允许，儿童又没有接种二类疫苗的禁忌证，建议尽量接种。在安全性上，一类二类疫苗没有区别。

践行园

我国实行免疫接种计划，婴儿一出生，医院就会发给一个疫苗接种本。请将儿童青少年的疫苗接种本与下面的《国家免疫规划疫苗儿童免疫程序表（2021 年版）》进行对照，检查是否按要求接种了全部疫苗。

国家免疫规划疫苗儿童免疫程序表（2021年版）

可预防疾病	疫苗种类	接种途径	出生时	1月	2月	3月	4月	5月	6月	8月	9月	18月	2岁	3岁	4岁	5岁	6岁
乙型病毒性肝炎	乙肝疫苗	肌内注射	1	2					3								
结核病	卡介苗	皮内注射	1														
脊髓灰质炎	脊灰灭活疫苗	肌内注射			1	2											
脊髓灰质炎	脊灰减毒活疫苗	口服					3								4		
百日咳、白喉、破伤风	百白破疫苗	肌内注射				1	2	3				4					
百日咳、白喉、破伤风	白破疫苗	肌内注射															5
麻疹、风疹、流行性腮腺炎	麻腮风疫苗	皮下注射								1		2					

接种年龄

（续表）

可预防疾病	疫苗种类	接种途径	接种年龄														
			出生时	1月	2月	3月	4月	5月	6月	8月	9月	18月	2岁	3岁	4岁	5岁	6岁
流行性乙型脑炎	乙脑减毒活疫苗	皮下注射								1			2				
	乙脑灭活疫苗	肌内注射								1, 2			3				4
流行性脑脊髓膜炎	A群流脑多糖疫苗	皮下注射							1		2						
	A群C群流脑多糖疫苗	皮下注射												3			4
甲型病毒性肝炎	甲肝减毒活疫苗	皮下注射										1					
	甲肝灭活疫苗	肌内注射										1	2				

——国家卫生健康委员会，《国家卫生健康委关于印发国家免疫规划疫苗儿童免疫程序及说明（2021年版）的通知》，2021

　　在过去的几十年里，通过大规模接种疫苗，我国成功消灭了天花，并将流行性脑脊髓膜炎、麻疹、脊髓灰质炎等多种疾病的发病率控制在较低水平。

　　除免疫接种外，少去人群聚集的地方；在乘车、购物、就餐、候诊以及与他人问候时，自觉和他人保持 1 米距离；避免接触患者及其他具有传播疾病风险的人，必须接触时做好个人防护，这些行为都能起到保护易感人群的作用。

第二节　生活方式与慢性病早期预防

导读台

- 哪些疾病属于慢性病？
- 慢性病有哪些特点？
- 是什么原因导致慢性病发生和发展？
- 怎样预防慢性病？

知识窗

　　脑卒中、心肌梗死、恶性肿瘤、糖尿病等疾病都属于慢性病。吸烟、酗酒、体育锻炼不足、饮食不合理、肥胖等均是导致慢性病的危险因素，而这些不健康生活方式的养成都可以追溯到儿童青少年时期。为了预防疾病，增进健康，儿童青少年应该提高健康管理意识，主动培养健康的生活方式和行为。

一、慢性病的特点及危害

慢性非传染性疾病，简称慢性病或慢病，是指病情持续时间长、发展缓慢、无传染性的疾病，具有以下特点：①病因复杂，其发病与不良行为和生活方式密切相关；②起病缓慢，没有明确的患病时间；③病程长，随着疾病的发展，表现为功能进行性受损或失能；④很难彻底治愈，表现为不可逆性。

慢性病发病率、致残率和死亡率高，严重耗费社会资源，危害人类健康，但也可预防和控制。从儿童青少年时期就养成健康的生活方式有利于预防成年期慢性病的发生。

链接场

慢性病已成为我国城乡居民死亡的主要原因，《中国居民营养与慢性病状况报告（2020年）》指出，2019年我国因慢性病导致的死亡人数占总死亡人数的88.5%，其中心脑血管疾病、癌症、慢性呼吸系统疾病死亡比例为80.7%。

慢性病不仅成为现阶段影响人类健康与寿命的主要疾病类型，还给个人、家庭及社会造成了沉重的经济负担。

二、常见慢性病的类型

慢性病分为四个主要类型：心脑血管疾病（如心脏病和脑卒

中)、恶性肿瘤(即癌症)、慢性呼吸系统疾病(如慢性阻塞性肺病和哮喘)和糖尿病。目前,精神心理疾病也被纳入了慢性病的范畴内。

(一)心脑血管疾病

1.高血压 高血压是全球最常见的慢性病,是冠心病、脑血管病、肾病发生和死亡的最主要危险因素。我国心脑血管疾病的发生和死亡者,一半以上与高血压有关。高血压诊断标准为:经非同日 3 次测量血压,收缩压 ≥ 140 mmHg 和(或)舒张压 ≥ 90 mmHg。

2.冠状动脉粥样硬化性心脏病 简称冠心病,又称缺血性心脏病,号称人类健康"第一杀手",是由于冠状动脉发生严重粥样硬化性狭窄或阻塞而导致冠状动脉供血不足、心肌缺血或梗死的一种心脏病。诊断金标准为冠状动脉造影检查。

3.脑卒中 指一组发病急骤的脑血管病,俗称"脑中风"或"中风",包括蛛网膜下腔出血、脑出血和脑梗死。

(二)恶性肿瘤

恶性肿瘤,也称癌症,是一大类疾病的统称。在我国城镇居民的死因中,癌症已占首位,前五种分别为支气管肺癌、肝癌、胃癌、食管癌和大肠癌。在农村居民的死因中,癌症占第二位,前五种分别为肝癌、胃癌、支气管肺癌、食管癌和大肠癌。早期发现、早期诊断及早期治疗是降低癌症死亡率及提高生存率的主要策略之一。

良性肿瘤与恶性肿瘤

（三）慢性呼吸系统疾病

慢性呼吸系统疾病（如慢性阻塞性肺病和哮喘）是一种以气流受限为特征的疾病，与肺部对香烟、烟雾等有害气体或有害颗粒的异常炎症反应有关，主要症状有慢性咳嗽、咳痰、气短或呼吸困难、喘息和胸闷、全身性症状等。

（四）糖尿病

糖尿病是由多种病因引起的代谢紊乱，特点是高血糖，伴有胰岛素分泌不足和（或）作用障碍。糖尿病包括 1 型糖尿病和 2 型糖尿病。

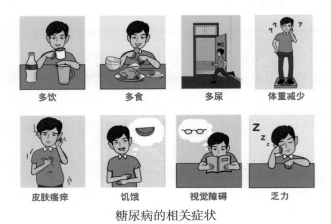

糖尿病的相关症状

当血糖升高达到下列三条标准中的任意一项时，就可诊断患有糖尿病。①糖尿病症状＋任意时间血浆葡萄糖水平≥ 11.1 mmol/L（200 mg/dL）；②空腹血浆葡萄糖水平≥ 7.0 mmol/L（126 mg/dL）；③在糖耐量试验中，餐后 2 小时血浆葡萄糖水平≥ 11.1 mmol/L（200 mg/dL）。

三、了解家族病史的重要性

除了生活方式，遗传是慢性病的主要致病因素之一，即慢性病与自身基因有关。据遗传统计学发现，高血压、糖尿病（2 型）这两种常见的慢性病具有明显的家族遗传倾向和家族聚集倾向。简单来说，如果爸爸、妈妈、爷爷、奶奶、外公、外婆、堂哥、堂妹等直系亲属患有高血压、高血糖这些慢性病，那么儿童青少年本人在未来患这些慢性病的概率就较大。因此，了解家人的疾病史，比如高血压、糖尿病、癌症、心脏病等方面的患病历史，有助于守护自身健康，其重要性体现在两个方面。

一方面有助于就医。在看病的时候，医生了解家族病史，就可以利用这些信息帮助降低患病风险或采取有针对性的治疗方案。

另一方面有助于日常预防。如果家族中多人出现同一健康问题，那么可以提前采取相关措施来降低风险。以糖尿病为例，如果父母都患有糖尿病，那么儿童青少年应尽早保持健康饮食，把甜食、高热量食物等拒之门外，通过饮食进行预防性控制。

践行园

记录家族病史

动手建一份"家庭健康档案"吧，记录家族病史，降低患病风险。

家庭健康档案

家人	患有何种慢性病	日常服用的药物或接受的治疗
爸爸		
妈妈		
爷爷		
奶奶		
外婆		
外公		
…		

四、与慢性病相关的不良生活方式

世界卫生组织调查显示，慢性病是否发病 60% 取决于个人的生活方式，同时还与遗传、医疗、社会条件和气候等因素有关。在生活方式中，膳食不合理、身体活动不足、吸烟和饮酒是慢性病的四大危险因素。由于慢性病的发生与不良生活方式密切相关，所以慢性病也被称为生活方式病。

常见应避免的不良生活方式有如下几种。

（一）膳食结构不合理

表现为不吃早餐或早餐凑合；晚餐过于丰盛；肉类摄入过多，水果、豆类及豆制品、奶类、粗杂粮摄入偏低；盐和油的摄入超标；在外就餐多；经常食用油炸食品、饮用含糖饮料等。

膳食结构不合理容易导致超重、肥胖等问题。

（二）身体活动不足

表现为使用手机、电脑等电子产品时间过长，体能活动和锻炼时间少，静坐时间延长等。这些都易导致体质下降，体重过快增加。青少年时期的超重、肥胖容易延续至成年期，增加成年后患糖尿病等的发生风险。

（三）吸烟和饮酒

吸烟是心脑血管疾病和肺癌的重要危险因素。长期饮酒，酒精（乙醇）及其代谢产物乙醛可损害心、肝细胞功能，增加肝硬化、胃癌、心肌损害和中风猝死的患病风险。

（四）心理失衡

主要表现为极度紧张、情绪压抑。持续的心理紧张和心理冲突会造成精神疲劳，导致免疫力下降，容易发生疾病。

（五）生活无规律

熬夜，睡眠不足，容易导致抵抗力下降，从而感染疾病。

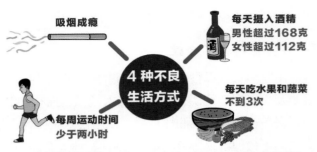

不良生活方式的危害

链接场

慢性病高风险人群特征

具有以下特征之一，即为慢性病高风险人群。

1. 血压为 130 ～ 139/85 ～ 89 mmHg

2. 现在吸烟者

3. 空腹血糖为 6.1 ～ 7.0 mmol/L

4. 血清总胆固醇为 5.2 ～ 6.2 mmol/L

5. 男性腰围 ≥ 90 cm，女性腰围 ≥ 85 cm

——卫生部，《全国慢性病预防控制工作规范》，2011

五、培养健康生活方式

世界卫生组织提出健康四大基石是合理膳食、科学运动、戒烟限酒、心理平衡。4 句话、16 个字当中所包含的健康生活方式虽然很简单，但效果非常惊人，能使高血压减少 55%，卒中、冠心病减少 75%，糖尿病减少 50%，肿瘤减少 33%，使平均寿命延长 10 年以上。抓好健康四大基石，使儿童青少年从小养成健康的生活方式，对于慢性病的防控至关重要。

 践行园

　　国家卫生健康委员会启动了"三减三健"专项行动，倡导健康的生活方式。"三减三健"即减盐、减油、减糖，健康口腔、健康体重、健康骨骼。每一项都跟慢性病防控息息相关。

　　请将儿童青少年的日常做法与下面表格中"三减三健"的具体要求相对照，检查是否做到了"三减三健"。如果没有做到，请注意改变不良的生活方式，守护身体健康。

"三减三健"你做到了吗？

三减三健	标准	是否做到
减盐	健康成人每人每天食盐摄入量不超过 6 克	
减油	每人每天油的摄入量不超过 25 ～ 30 克	
减糖	每人每天添加糖摄入量不超过 50 克，最好控制在 25 克以下	
健康体重	定期监测体重，保持体重指数在正常范围内	

三减三健	标准	是否做到
健康口腔	每天早晚刷牙，使用含氟牙膏，饭后漱口，定期检查牙齿	
健康骨骼	坚持运动，晒太阳，均衡饮食保证钙和维生素 D 的足量摄入	

参考文献

［1］卫生部疾病预防控制局. 全国慢性病预防控制工作规范（试行）
　　［EB/OL］.（2011-03-03）［2022-10-28］. http://www.gov.cn/gzdt/att/
　　att/site1/20110413/00123fb9bce70f0f334701.pdf.
［2］中国居民营养与慢性病状况报告（2020 年）［J］. 营养学报，2020，
　　42（6）：521.